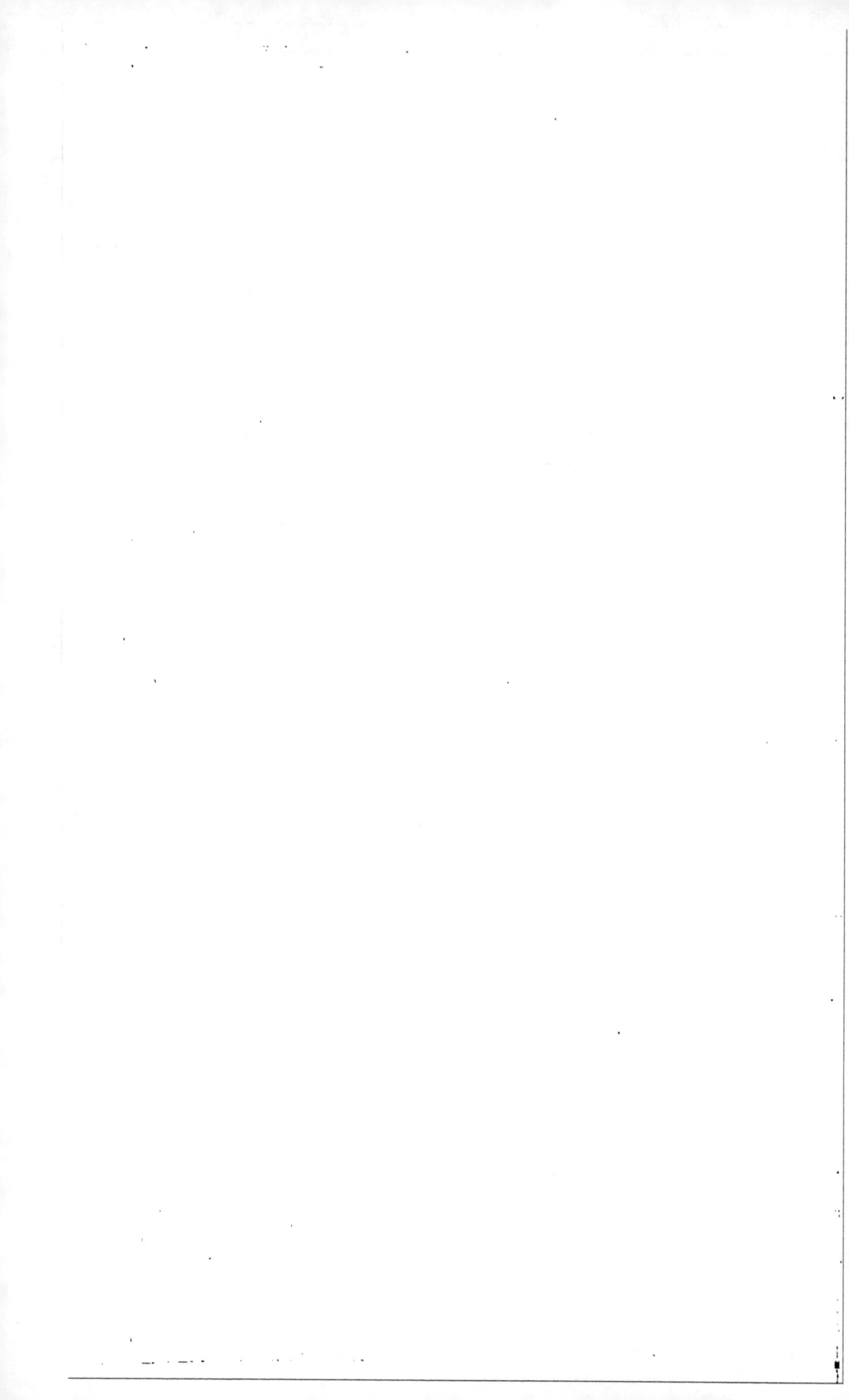

ÉTUDE

DU

RYTHME COUPLÉ DU CŒUR

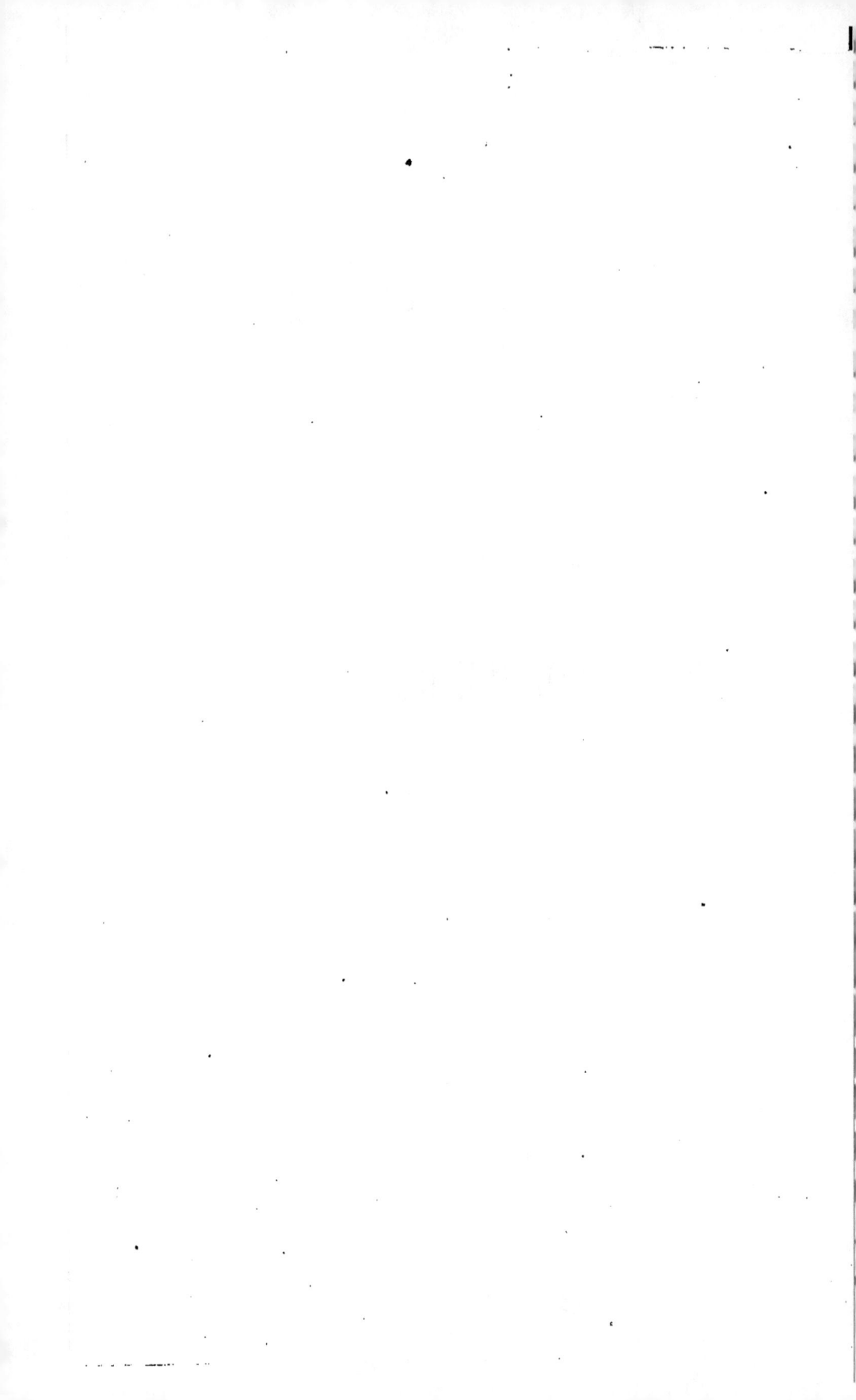

ÉTUDE

DU

RYTHME COUPLÉ DU CŒUR

PAR

LE DOCTEUR HENRY FIGUET

ANCIEN INTERNE DES HOPITAUX DE LYON

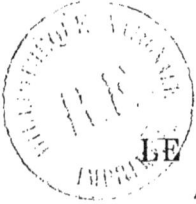

LYON

IMPRIMERIE PITRAT AINÉ

4, RUE GENTIL, 4

—

1882

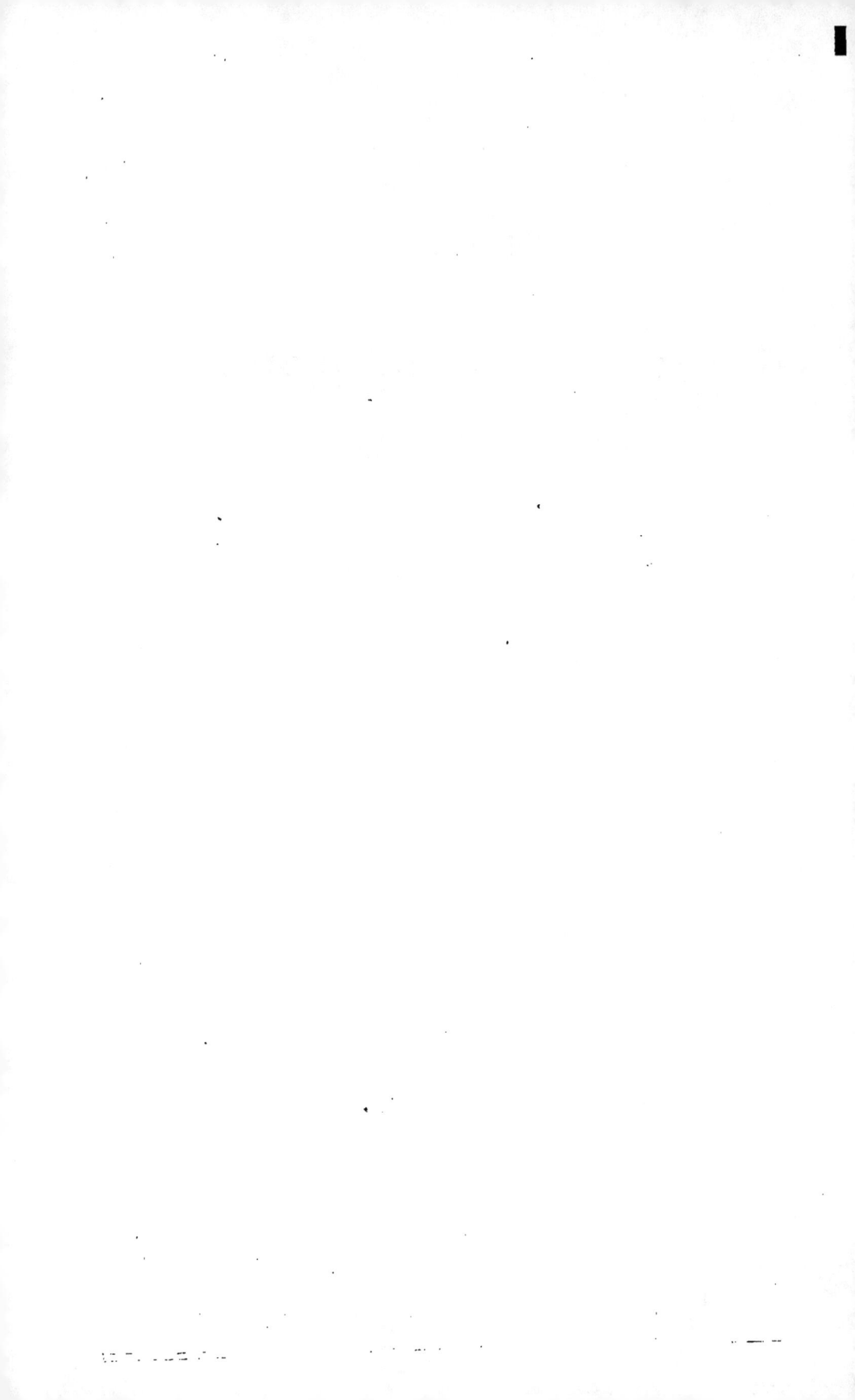

INTRODUCTION

Les nombreux auteurs qui se sont occupés de la physiologie et de la pathologie du cœur signalent tous les irrégularités et les intermittences du pouls, les redoublements des bruits et les diverses arythmies qu'on observe fréquemment dans la clinique ; toutefois il existe un phénomène curieux, parfaitement caractérisé, qui, grâce à sa rareté probablement, n'a pas trouvé jusqu'ici sa place dans les ouvrages classiques.

M. le docteur Bard, alors qu'il suppléait, à l'hospice Saint-Pothin, M. le professeur Soulier, fut frappé du rythme singulier que présentaient par intervalles les battements cardiaques d'une malade de son service. Les battements se produisaient en couple unis, pour ainsi dire, deux à deux, l'un fort et l'autre faible ; et, à ce double soulèvement cardiaque, caractérisé à l'auscultation

par un quadruple bruit, ne correspondait qu'une seule
pulsation radiale. L'observation de cette malade est relatée plus loin avec tous ses détails.

Déjà, dans le service de M. le professeur Teissier, à
l'Hôtel-Dieu, salle St-Martin, M. Bard avait remarqué
deux malades, l'un âgé de vingt-sept ans, atteint de diarrhée chronique, l'autre, de vingt-six ans, traité pour un
rhumatisme articulaire, qui tous les deux avaient présenté
des modifications à peu près identiques du rythme cardiaque. Chez tous les deux se produisaient des couples de
battements très rapprochés l'un de l'autre, le premier plus
fort, l'autre plus faible ; ce dernier plus éloigné du battement suivant qu'il ne l'était du précédent.

Enfin, pendant notre internat à la salle Saint-Augustin
à l'Hôtel-Dieu, alors que M. Bard y suppléait M. le professeur Bondet, un malade âgé de cinquante-deux ans,
atteint d'insuffisance mitrale, présentait une arythmie
analogue aux précédentes, dans laquelle deux pulsations
artérielles se suivaient aussi très régulièrement, la première forte, la seconde plus faible.

Sur l'instigation de M. Bard, nous avions commencé à
rechercher dans les divers auteurs si des phénomènes du
même genre avaient été signalés, lorsque parut, dans la
Revue de Hayem[1], le résumé d'un article de Cook (de
Bombay), fait par M. le docteur Lannois. L'article avait
été publié dans le *Practitionner* de Londres et portait pour
titre : *du Rythme couplé du cœur*[2] ; il contenait trois

---

[1] *Revue de Hayem*, août 1882.
[2] *Couple rythm of the Heart*, by Henry Cook.

observations de Cook et trois autres de Hyde Salter, où se trouvait noté un rythme spécial présentant la plus grande analogie avec ce que nous avions remarqué chez les malades de l'hospice Saint-Pothin et de la salle Saint-Augustin. L'auteur faisait remarquer que ce phénomène devait se produire assez rarement puisque, jusqu'à Hyde Salter, il n'avait été signalé dans aucun ouvrage.

Nous dûmes à l'obligeance de M. le docteur Bard et de plusieurs de nos maîtres dans les hôpitaux de pouvoir joindre de nouvelles observations aux six qu'avaient publiées Hyde Salter et Cook ; et, par l'étude de tous ces malades, nous pûmes donner une description exacte du phénomème spécial qu'ils avaient présenté, et essayer d'en fournir l'explication.

Ce travail se divisera en cinq parties. Dans une première, se trouve la description détaillée du rythme couplé, des variétés qu'il peut présenter et de quelques phénomènes qui ont avec lui une analogie marquée. Le chapitre suivant présente l'historique de la question ; dans le troisième, sont exposées les observations des malades qui ont servi à cette étude. Plus loin, se trouvent discutées les diverses interprétations du phénomène données jusqu'ici et celle qui nous paraît devoir être adoptée ; enfin, dans un dernier chapitre, nous indiquerons les conclusions qui peuvent se tirer de cette étude.

Que M. Boudet, notre président de thèse, reçoive ici le témoignage de notre vive reconnaissance pour les conseils qu'il n'a cessé de nous prodiguer et l'intérêt bienveillant qu'il nous a toujours porté lorsque nous avions l'honneur d'être attaché à son service.

Que M. Bard, médecin des hôpitaux, daigne agréer l'expression de notre entière gratitude. Il a été l'instigateur de cette étude, il nous a prodigué ses encouragements et le concours de sa vaste érudition.

Qu'il nous soit permis d'adresser nos sincères remercîments à MM. les professeurs Soulier, Teissier, Arloing, R. Tripier, pour les renseignements et les observations qu'ils ont bien voulu nous fournir.

Nous remercions également M. le docteur Lannois et nos collègues dans les hôpitaux, MM. Gouilloud et Pérusset, pour l'empressement qu'ils ont mis à nous aider dans nos recherches.

ÉTUDE

RYTHME COUPLÉ DU CŒUR

CHAPITRE PREMIER

DU RYTHME COUPLÉ — SON ANALOGIE AVEC D'AUTRES RYTHMES DÉJA OBSERVÉS

§ 1. Description du rythme couplé

Le phénomène qu'Hyde Salter a le premier décrit sous le nom de rythme couplé présente des caractères très nets, auxquels il doit une physionomie toute particulière ne permettant de le confondre avec aucune autre modification du mode fonctionnel du cœur.

Deux révolutions cardiaques se succèdent, liées, pour ainsi dire, l'une à l'autre ; l'une forte, l'autre faible ; la première parfaitement perceptible au pouls radial ; la seconde ne s'accusant que par le tracé sphygmographique : à l'auscultation du cœur, l'observateur note un nombre de systoles double des pulsations radiales.

Ajoutons trois autres particularités : la manière brusque avec laquelle il apparaît et disparaît, son alternance fréquente avec d'autres modifications du rythme normal, son apparition en dehors de toute intervention thérapeutique.

Ces caractères se trouvent tous indiqués dans la leçon clinique de Hyde Salter[1] et dans le mémoire de Cook (de Bombay). Il nous a été donné, à M. Bard et à moi, de les observer avec la plus grande netteté chez une jeune fille traitée à l'hospice Saint-Pothin, dans le service de M. le professeur Soulier. C'est d'après tous ces faits que nous allons décrire le phénomène.

Le pouls, pendant un certain temps, présente une régularité parfaite et une fréquence normale de 75 à 80 pulsations par minute. A ce moment, l'examen stéthoscopique du cœur accuse la même régularité dans le fonctionnement de cet organe, et le choc précordial se produit également de 75 à 80 fois par minute. Tout à coup, sans que rien puisse faire prévoir un changement, sans aucune modification préalable dans la force ou la fréquence des battements, le pouls prend un caractère plus lent ; et si auparavant il battait 80, par exemple, on ne compte plus maintenant que 40 pulsations : il y a diminution exactement de la moitié des chocs transmis par l'artère au doigt de l'observateur. Si, à ce moment, on examine la région précordiale, on compte 80 soulèvements de la pointe ; et, à l'examen stéthoscopique, on constate avec étonnement que le nombre des systoles n'a pas changé ; il est toujours de 80 par minute.

Comme nous le prouverons plus loin, il n'y a pas lieu

[1] *The Lancet,* août 1871

de se tromper sur la nature du phénomène : chaque choc cardiaque correspond à une systole ventriculaire et chaque révolution cardiaque présente ses caractères normaux : un bruit systolique, puis un bruit diastolique, parfaitement nets.

On remarque en même temps un enchaînement très régulier des systoles. Elles se produisent par couple ; une forte, puis une faible, se succédant ainsi dans un rythme anormal mais parfaitement régulier.

Ce rythme couplé continue pendant un laps de temps plus ou moins long ; puis, brusquement comme à son apparition, revient au type normal, et le nombre des pulsations radiales correspond de nouveau à celui des battements cardiaques.

Il eût été très intéressant de pouvoir montrer aux yeux ce phénomène que révèle l'examen du cœur et du pouls, de représenter, par un tracé graphique, cette anomalie dans le jeu de l'appareil circulatoire ; nous avons fait de nombreuses, tentatives pour obtenir, chez la malade de l'observation VII, en même temps le tracé cardiographique et celui du pouls ; l'instabilité du phénomène ne nous l'a pas permis. Heureusement nous pouvons combler cette lacune en reproduisant un double tracé de Lorain[1] pris dans un autre but, mais qui rend très bien compte de ce qui se produit dans ce cas (fig. 1).

Le premier tracé reproduit le pouls radial, le second, les battements du cœur. Il suffit d'y jeter un coup d'œil pour reconnaître les deux systoles cardiaques se succédant régulièrement avec leur différence d'intensité ; la seconde,

[1] Lorain, *Le pouls dans les maladies.* Paris, 1870.

qui est la plus faible, suit de très près la première, tandis
qu'elle est assez éloignée de la suivante. Il en est de même
pour les couples ultérieurs. On voit sur les tracés que
chaque systole s'accuse par une pulsation radiale; mais la
seconde de chaque couple est si faible que le doigt ne peut

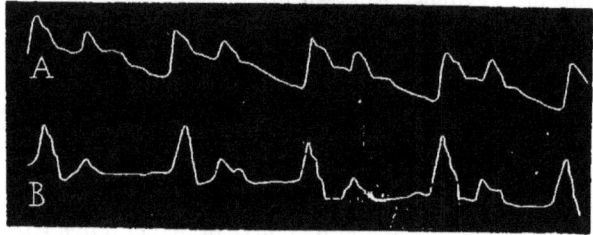

FIG. 1

plus l'apercevoir, et que la sensibilité de l'appareil enregistreur la fait seule reconnaître.

L'intensité de chaque seconde systole peut varier;
quelquefois elle est à peine accusée par le sphygmographe
tandis que dans des cas beaucoup plus rares, elle devient
assez forte pour lancer dans les vaisseaux une ondée sanguine qu'un observateur expérimenté saura reconnaître à
l'examen de l'artère radiale. Du reste, si le pouls radial
ne traduit pas toujours au doigt cette seconde pulsation, il
n'en est plus de même au niveau des carotides dont le
volume beaucoup plus considérable accuse bien mieux les
effets de la systole ventriculaire. Aussi Cook fait-il remarquer que chez ses malades les battements carotidiens cor-
respondaient parfaitement aux battements du cœur, tandis
qu'au niveau des artères on ne reconnaissait plus que la
moitié des pulsations.

Le tracé B (fig. 2) reproduit le résultats de l'aucul-
tation pendant le phénomène du rythme couplé. Nous
l'avons dessiné avec la plus grande exactitude, d'après
l'examen stéthoscopique plusieurs fois répété de la
malade L. G. Tandis que, pendant le rythme ordinaire,
(tracé A, fig. 2) l'oreille perçoit les deux bruits normaux
se succédant régulièrement, l'un sourd et plus long,
l'autre clair et bref, séparés par un silence et suivis d'une
pause de plus longue durée, et la même série de bruits
identiques se continuant indéfiniment ; dans le rythme
couplé, au contraire, on entend les deux bruits normaux,

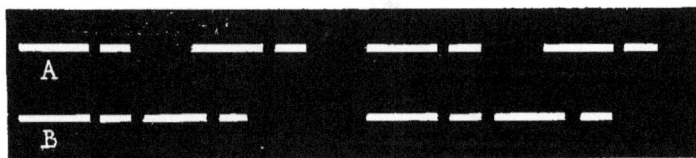

Fig. 2

puis, immédiatement après, sans paused appréciable, eux
bruits correspondant aux bruits normaux d'une révolution cardiaque, tout à fait analogues à ces derniers,
ne s'en distinguant que par la moindre étendue de leurs
intervalles et leur plus courte durée.

Quant à la durée du cycle couplé lui-même, elle paraît
assez variable. Dans les observations exposées plus
loin, on verra que tantôt les deux révolutions cardiaques
réunies qui constituent le couple égalent, sous le rapport
du temps, deux révolutions ordinaires, comme le montrent les tracés de la figure 3 ; tantôt leur évolution est plus
courte que celle de deux systoles normales, mais plus

longue qu'une seule (tracé C). En examinant les tracés
indiqués, on reconnaît que, dans les premiers cas, les
quatre bruits des deux systoles se produisent en moins de

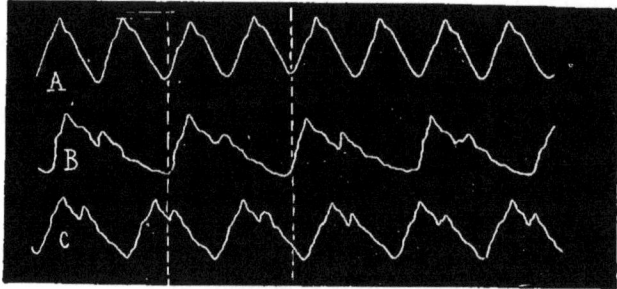

Fig. 3

temps que les quatre bruits analogues de deux révolutions normales ; mais la pause qui les suit est plus longue,
ce qui reconstitue l'égalité de durée ; dans le second cas,
cette pause a la même durée relative que dans le rythme
normal ; et comme la pause qui sépare les deux systoles
du couple est considérablement amoindrie, le temps néces-
saire pour accomplir la double systole est forcément
moins long.

Les tracés *a* et *b* de la figure 4, empruntés à Cook,
représentent l'apparition soudaine du phénomène et la
brusquerie du retour au rythme normal. L'auteur raconte
qu'il a dû prendre un très grand nombre de tracés pour
obtenir enfin les deux que nous reproduisons et qui sont
tout à fait caractéristiques.

Grâce à ce manque de transition appréciable entre le
rythme anormal et le rythme couplé, grâce aussi à cette
impossibilité de prévoir le changement, il n'est pas

toujours facile d'en prendre la reproduction graphique,
surtout si l'on veut enregistrer à la fois l'action du cœur
et les battements de la radiale. En effet, on s'assure par
l'examen du cœur que le phénomène existe; on s'em-
presse de préparer le polygraphe, et, quand l'instrument
est prêt, souvent le phénomène a disparu. On peut quelquefois amener sa production en faisant marcher le malade
ou en lui causant une légère émotion, au moyen d'une
piqûre, par exemple. Chez la malade de l'observation VII,
la moindre excitation suffisait souvent pour provoquer le

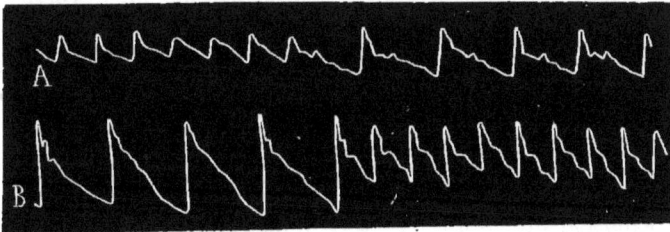

Fig. 4

rythme couplé, et Hyde Salter dit que chez un de ses malades il vit plus d'une fois le changement se produire à la
suite d'une quinte de toux. L'émotion, la marche, la toux
sont les seules influences signalées dans les auteurs qui
ont observé le rythme couplé; très souvent, du reste, le
phénomène se montre en dehors de toute intervention
occasionnelle apparente.

Le mode de rythme couplé qui vient d'être décrit est
celui qui se produit le plus fréquemment et qu'ont présenté les différents malades dont l'observation sert de base
à cette étude. Toutefois, Hyde Salter en a remarqué une
autre variété chez la jeune fille qui fait l'objet de sa troi-

sième observation. Dans ce cas, les systoles se produisaient aussi par couples très réguliers, mais la seconde
de chaque couple était la plus forte et envoyait seule une
ondée sanguine perceptible à la radiale; du reste, les deux
variétés du rythme couplé alternaient.

§ 2. Analogies entre le rythme couplé et quelques phénomènes déjà observés

La seconde forme que nous venons d'indiquer, peu
importante en elle-même, présente, comme on le verra
plus loin, un grand intérêt au point de vue de la patho-
génie du phénomène spécial qui nous occupe.

A ce même titre, il est bon de rappeler d'autres modifications du rythme normal qui, tout en n'ayant pas les
particularités du vrai rythme couplé, paraissent s'en rap-
procher par plus d'un caractère et se rattacher probablement, au moins pour plusieurs d'entre elles, à une cause
analogue; telles sont la plupart des fausses intermittences cardiaques, divers états du pouls englobés jusqu'ici
sous le nom de pouls irrégulier, et cette arythmie
spéciale qui a été décrite sous le nom de pouls bigéminé.

Pouls irrégulier, intermittent. — On peut distinguer
deux sortes d'intermittences [1] : les unes, vraies, con-
sistent réellement dans la suspension momentanée des
contractions du cœur ; les autres, fausses, correspondent
à des contractions tellement faibles, qu'elles ne se font
pas sentir dans les artères ou qu'elles ne leur communi-
quent qu'une impulsion à peine sensible.

[1] Lasègue, *Archives de médecine*, 1872

Les intermittences de la première espèce n'ont rien de commun avec le rythme couplé ; mais les secondes présentent avec lui l'analogie d'une systole avortée. Dans cette variété d'intermittences, comme dans le rythme couplé, il se produit une révolution cardiaque démontrée à l'auscultation, enregistrée par le sphygmographe, mais que le doigt explorateur ne peut pas reconnaître au pouls. Or, ces fausses intermittences présentent elles-mêmes une foule d'arrangements divers. Tantôt elles sont absolument irrégulières, la systole avortée se produisant après une série indéterminée de révolutions cardiaques ; tantôt plusieurs systoles faibles et non perceptibles au pouls se succèdent, au nombre de deux ou trois, par exemple ; d'autres fois enfin, elles se montrent d'une façon très régulière, et, par un examen attentif, on reconnaît une systole faible, après une série déterminée de systoles normales, la série se composant de deux, trois, quatre, cinq, ou de tout autre nombre de révolutions cardiaques normales.

On trouve dans la plupart des auteurs qui ont écrit sur le rythme cardiaque et sur les modifications du pouls de nombreux exemples de ces modes d'arythmies auxquelles

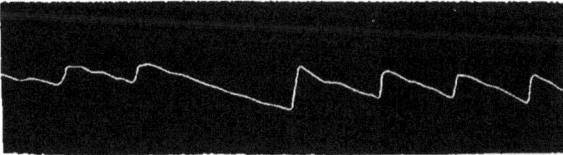

Fig. 5

s'applique parfaitement le nom d'irrégularités régulières.

La figure 5 représente un pouls où l'irrégularité se pro-

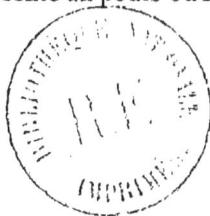

duisait après quatre pulsations normales ; la pulsation anormale est prolongée et occupe autant d'espace sur le papier que s'il y avait deux pulsations ordinaires.

La figure 6, prise chez le même malade quelques in-

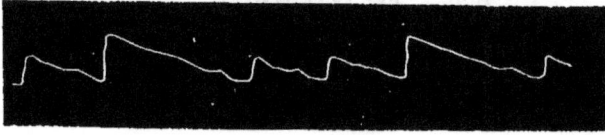

FIG. 6

stants après, présente une irrégularité après trois pulsations normales.

Pouls alternant. — Une autre forme d'irrégularité qui se rapproche beaucoup du rythme couplé a été observée par M. le docteur Bard chez un malade atteint de rhumatisme articulaire aigu. Elle consistait en une série de pulsations fortes et de pulsations faibles se succédant régulièrement. Les pulsations étaient toutes perçues à l'artère radiale, mais l'examen du pouls rendaient très bien compte de la différence d'intensité des deux chocs. Toutefois ce n'était pas le rythme couplé décrit par Hyde Salter ; on n'entendait pas les quatre bruits successifs à peine séparés par un léger silence, car, entre chaque systole, se trouvait une pause très appréciable quoique inférieure en durée à celle du rythme normal. Du reste, ce phénomène, auquel on pourrait donner le nom de pouls *alternant*, fut tout à fait transitoire ; on ne le retrouva plus dans les examens suivants.

Comme on le verra dans une des observations reproduites plus loin, ce rythme spécial a aussi été observé

par M. le professeur Soulier chez une de ses malades qui
présentait également le rythme couplé.

Pouls bigéminé.— Nous abordons maintenant un phénomème qui se rapproche du rythme couplé par une ressemblance bien plus marquée que les précédents ; on l'a
observé presque uniquement chez des malades qui avaient
pris de la digitale. Il a été décrit depuis Traübe sous le
nom de pouls bigéminé.

Comme le rythme couplé, le pouls bigéminé présente
des séries de révolutions cardiaques, l'une forte, l'autre
faible, caractérisées par un quadruple claquement très
net, les deux systoles de chaque série étant très rapprochées l'une de l'autre. Les tracés obtenus par le sphygmographe sont presque identiques dans les deux cas
(fig. 7) ; ils ne diffèrent que par la moindre amplitude

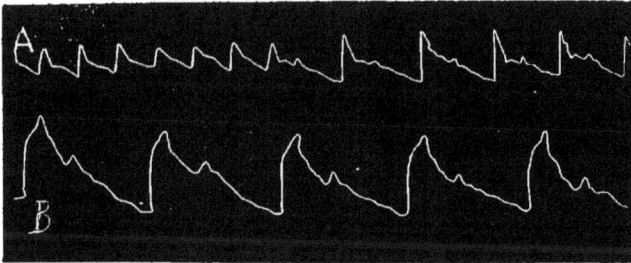

Fig. 7

de la seconde systole du rythme couplé. Mais dans tous les
cas de pouls bigéminé cités par les auteurs, chacune des
deux systoles accouplées se traduisaient par une pulsation
à la radiale parfaitement sensible au doigt, la seconde
étant seulement plus faible que la première. Il n'y a qu'une

ou deux observations[1] où l'on note un nombre de révolutions cardiaques double de celui des pulsations radiales ; et encore ce phénomène n'a-t-il été que tout à fait transitoire.

Enfin, tandis que le rythme couplé peut se montrer sans affection cardiaque, en dehors de toute intervention thérapeutique, le phénomène qui lui est analogue, le pouls bigéminé, n'a été signalé jusqu'ici presque uniquement que chez des malades soumis à l'action de doses considérables et longtemps prolongées de digitale.

La ressemblance est grande, comme on le voit, entre ces deux rythmes spéciaux; toutefois on ne doit pas les confondre ; ils méritent parfaitement deux dénominations différentes, et les qualifications qu'on leur a données rendent très bien compte de leur nature. Dans l'un, en effet, le pouls est bien bigéminé, on a deux pulsations réunies, c'est un cycle de pulsations radiales qui se produit : dans l'autre, ce n'est pas le pouls qui est en jeu et qui présente le phénomène caractéristique, c'est le cœur, c'est un cycle de battements cardiaques que l'on observe. On ne pouvait donc mieux faire que d'appeler ce dernier le *rythme couplé du cœur ;* l'expression a, dans ce cas, l'exactitude et la clarté d'une définition.

---

[1] Chappet, *loc. cit.*, obs. XII.

CHAPITRE II

Comme nous l'avons déjà dit dans l'introduction de ce travail, c'est un professeur de Londres, Hyde Salter, qui le premier a attiré l'intention sur le rythme particulier du cœur décrit dans le précédent chapitre.

En janvier 1871, il présentait à la salle de clinique de Charing-Cross-Hospital les observations de trois malades chez lesquels il avait remarqué ce curieux phénomène, et proposait de lui donner le nom de rythme couplé du cœur. Il le distingua fort nettement de l'intermittence, fit remarquer que le couple de battements était bien produit par deux systoles successives; mais il ne chercha pas à en donner une explication.

La clinique de Hyde Salter fut reproduite par la *Lancet* d'août 1871.

Depuis l'auteur anglais aucun observateur n'avait consacré à l'étude de ce phénomène une attention un peu détaillée, lorsque Henry Cook (de Bombay) publia, en

2

juillet 1881 dans le *Practitionner* de Londres, un article
portant le titre de *Rythme couplé du cœur* où il rappelait
la clinique de Salter et y ajoutait trois nouvelles observations. Il émit pour expliquer ce rythme trois théories que
nous retrouverons plus loin et dont deux sont, de son
propre avis, inadmissibles. Dans la première, il suppose
que deux systoles ventriculaires se succèderaient d'assez
près pour n'envoyer dans les artères qu'une seule ondée
sanguine. Dans la seconde, mettant en jeu les nerfs accélérateurs du cœur, il dit que la seconde systole se produirait trop tôt, le ventricule étant vide, d'où une seule
pulsation radiale pour le couple ; dans la dernière enfin,
s'appuyant sur la *contractibilité* de l'aorte[1], il suppose
que les deux soulèvements de la région précordiale qui
correspondent à une seule pulsation radiale seraient dus,
le premier à une systole ventriculaire, le second à une
contraction de l'aorte à son origine, contraction qui aurait
lieu immédiatement après la systole.

En dehors de la clinique de Salter et de l'article de
Cook, on ne trouve nulle part de relation détaillée se
rapportant au rythme couplé. Toutefois quelques auteurs
signalent, sans s'y arrêter, des phénomènes qui présentent la plus grande analogie avec ce rythme. Nous
allons résumer les résultats de nos recherches, en indiquant les théories émises pour expliquer les faits relatés.

Lorain, dans son ouvrage sur le pouls[2], signale, à pro-

---

[1] Au sujet de la *contractibilité* de l'aorte, Cook ajoute à son article la note
suivante : « Dans des expériences faites sur un criminel décapité à Vurtzbourg,
il y a quelques années, on a trouvé que l'aorte se contractait quelques heures
après la mort, sous l'influence de l'électricité. »

[2] *Le pouls dans les maladies.* Paris, 1870.

pos du pouls bigéminé produit par la digitale, une observation dans laquelle l'examen de l'artère radiale marquait 32 pulsations, alors que par l'auscultation on entendait 64 battements cardiaques. Il emploie à ce propos le terme de pouls couplé et y voit un signe de saturation de l'économie par la digitale. Il cite aussi deux cas de pouls bigéminé chez des femmes nouvellement accouchées auxquelles on n'avait pas administré de digitale. Enfin, il admet la possibilité du rythme bigéminé dans le cas où ni l'intervention thérapeutique ni un état pathologique du cœur n'en peuvent rendre compte. « L'irrégularité du pouls que nous appelons *géminée*, dit-il, peut se recontrer quelquefois dans cas où elle n'est point justifiée par l'état anatomique du cœur ni par l'absorption de la dose de digitale, nous l'avons observé chez un tuberculeux âgé de cinquante-sept ans; » mais il ne relate pas l'observation.

Dans sa thèse inaugurale [1], Dubourg consacre un chapitre à l'étude des fausses intermittences. Il ne cite pas d'observations où ces intermittences se soient produites d'une façon rythmique, régulière; mais il parle, sans donner de détails, de malades chez lesquels on trouvait 80 battements cardiaques, par exemple, alors qu'on ne notait à l'artère radiale que 40 pulsations : « Bien souvent l'arythmie n'est qu'apparente; c'est qu'alors il y a, du côté du cœur, un battement qui n'est pas indiqué par l'artère, et qui ne peut l'être pour les raisons que nous connaissons. Ainsi il arrive parfois de ne trouver au pouls que 30 ou

---

Dubourg, *Recherches physiologiques sur les intermittences du cœur.* Paris, 1875.

40 pulsations, tandis que si on examine le cœur, on trouve en réalité 60 ou 80 battements ; cela peut se rencontrer dans certains types de pouls bigéminés dans lesquels chaque groupe de pulsations est séparé par un intervalle qui, le plus souvent, indique une systole insuffisante du cœur. Dans de telles conditions, si on s'en rapporte à l'examen du pouls, on dira qu'il y a de l'arythmie, et cependant les pulsations cardiaques se succèdent d'une façon très régulière, quelques-unes d'entre elles seulement sont inégales en force. A ce moment, si on ausculte le cœur, on a bien conscience de cette faiblesse du battement cardiaque qui, comme le disait Bouillaud, semble avorté ; ou bien le cœur paraît s'être contracté à vide ; c'est-à-dire, n'étant pas suffisamment rempli ; son effort est alors demeuré inutile, il a fait un faux pas. »

Passant en revue les diverses affections du cœur dans lesquelles peuvent se produire ces intermittences, Dubourg dit à propos de l'insuffisance mitrale : « Il n'est pas impossible que le reflux sanguin qui s'opère à chaque instant dans l'oreillette puisse exciter directement l'appareil ganglionnaire du cœur, très riche en cette portion de l'organe, et déterminer des contractions prématurées que nous trouvons si fidèlement reproduites dans les tracés sphygmographiques. »

Nous avons cité ces deux passages de Dubourg, le premier pour montrer que l'on a observé des systoles avortées s'accouplant régulièrement à des systoles normales ; le second parce que l'auteur y émet, pour expliquer cette anomalie, une théorie se rapprochant beaucoup de celle qui nous paraît la plus admissible pour le rythme couplé : l'action pervertie des ganglions nerveux intra-cardiaques.

A l'encontre de Dubourg, Marey [1] admet plutôt, pour expliquer ces fausses intermittences, des causes purement mécaniques. Pour lui, il y a systole avortée, parce que la contraction ventriculaire n'a pas lancé une quantité appréciable de sang dans l'aorte, soit que cette contraction ventriculaire ne soit pas assez forte pour l'emporter sur une pression artérielle de force ordinaire, ou qu'elle se fasse sur un ventricule insuffisamment rempli (comme c'est le cas dans son expérience sur le cheval), soit que la pression artérielle soit trop forte, et que, par suite, le sang pressé dans le ventricule lors de la systole trouve un écoulement plus facile dans l'oreillette que dans l'aorte; ce reflux dans l'oreillette pouvant, du reste, avoir lieu avec des valvules qui paraissent saines (expériences sur le schéma de la circulation).

Cet auteur, après avoir cité une expérience sur le cheval, que nous reproduirons plus loin, et dans laquelle une systole faible se produisait régulièrement après une systole normale, ajoute : « Ce phénomène se produit assurément chez l'homme dans certains cas; j'ai encore le souvenir d'un malade qui, à l'auscultation du cœur, donnait quatre bruits correspondant à deux systoles successives, tandis que sa radiale ne battait qu'une fois. Quelques médecins considéraient ce cas singulier comme un dédoublement des deux bruits du cœur, mais la double pulsation cardiaque qui se produisait à chaque pulsation radiale ne permettait pas d'admettre cette supposition, et prouvait qu'il s'agissait bien réellement de deux systoles consécutives. » L'observation n'est pas détaillée, on ne

[1] Marey, *Travaux du laboratoire*. Paris, 1876.

sait pas si les deux systoles se présentaient dans le même rapport qu'elles affectent dans le rythme couplé tel que nous l'avons décrit; mais il y avait là un des caractères principaux du rythme couplé : deux systoles successives dont une seule perceptible à l'examen du pouls.

Guttmann [1] parle d'un pouls alternant dans lequel se suivent deux systoles, l'une forte, l'autre faible; cette dernière plus rapprochée de la précédente que de la suivante; mais il ne donne pas de détails à ce sujet; du reste, on n'aurait, d'après lui, remarqué ce phénomène qu'après l'administration de la digitale.

Parmi les nombreuses observations de pouls bigéminé publiées par M. Chappet dans sa thèse inaugurale [1], il s'en trouve une remarquable à notre point de vue, dans laquelle la bigémination aurait présenté tous les caractères du rythme couplé, même celui que jusqu'à Lorrain on n'avait pas signalé dans ce cas, la différence entre le nombre des battements cardiaques et les pulsations radiales. On retrouvera cette observation plus loin.

A propos du ralentissement du pouls, on trouve des observations dans lesquelles est relatée une différence entre le nombre des systoles cardiaques et celui des pulsations radiales; mais les auteurs ne donnent pas de détails suffisants, ils ne disent pas si les systoles avortées se produisaient périodiquement et si elles étaient associées par couple à une systole normale. C'est ainsi que nous trouvons dans la thèse de M. Truffet [3] les réflexions suivantes tirées d'une clinique de M. le professeur Teissier :

---

[1] Guttmann, *Traité de diagnostic médical.*
[2] Chappet, *loc. cit.*
[3] Truffet, *Étude sur le ralentissement du pouls.* Lyon, 1831.

« Les cas que je viens de citer sont des faits de ralentissement véritable du pouls; mais il peut arriver qu'on prenne pour un ralentissement du pouls une arythmie du cœur donnant naissance à des contractions ventriculaires avortées. L'erreur est facile quand on ne fait pas une grande attention, et si l'on se borne à tâter le pouls. Alors, en effet, on peut compter 25, 30, 35 pulsations radiales à la minute; mais si l'on place son oreille sur le cœur, il est facile de reconnaître qu'il y a un plus grand nombre de systoles, et que seulement un certain nombre de ces contractions ne sont pas assez énergiques pour lancer' le sang jusque dans les artères radiales. » Nous exposerons plus loin une observation due à l'obligeance de M. le professeur Teissier, dans laquelle le ralentissement du pouls était dû à la production rythmique d'un certain nombre de systoles avortées.

Enfin nous avons trouvé dans nos recherches bibliographiques deux faits très intéressants qui seront consignés avec leurs détails dans le chapitre suivant.

M. Arloing [1], dans deux expériences faites sur des chevaux, vit se produire, sans cause appréciable, des systoles avortées revenant d'une façon régulière. Il ramena les battements du cœur à un rythme composé de pulsations normales par des injections intra-veineuses de chloral dans le premier cas, et par la section des nerfs pneumogastriques dans le second.

Comme on le voit par l'exposé de ces recherches, deux auteurs seulement ont donné une description un peu

---

[1] Arloing, *Recherches expérimentales comparatives sur l'action du chloral, du chloroforme et de l'éther*. Lyon, 1879.

détaillée du rythme couplé; à eux revient le mérite d'avoir attiré sérieusement l'attention des observateurs sur ce sujet ; mais nous devions signaler les autres faits qui font suite au résumé des travaux de Salter et de Cook, parce qu'ils s'occupent de phénomènes analogues, et que leur connaissance nous a beaucoup aidé à trouver une explication très admissible du rythme couplé.

CHAPITRE III

On trouvera réunies dans ce chapitre les observations des malades qui ont servi à cette étude. Nous y avons rassemblé les cas de rythme couplé relatés par les auteurs, ceux qu'ont mis à notre disposition nos maîtres dans les hôpitaux et ceux que nous avons observés. Nous y avons ajouté quelques cas présentant de l'analogie avec le rythme couplé ; il était, en effet, indispensable de reproduire quelques-unes de ces diverses modifications du rythme normal, afin de voir si les explications qu'en ont données les auteurs peuvent se rapporter au phénomène qui nous occupe, ou si la théorie par laquelle nous tâcherons d'interpréter ce dernier doit s'appliquer aussi à ces modifications.

Voici d'abord les observations de Hyde Salter :

Observation I

Un malade de Charing-Cross-Hospital présentait un phénomène assez rare caractérisé par une corrélation constante entre le nombre des mouvements respiratoires et celui des battements cardiaques, phénomène que Salter désigne sous le nom de *syn chronisme sphygmo-pneumal*.

Le 6 janvier 1871, se développait chez ce malade le phénomène suivant : « La veille un autre changement curieux me frappait ; il n'y avait plus de relation entre les battements du cœur et la respiration, mais le cœur lui-même avait pris un rythme curieux que je ne me souvenais pas d'avoir observé auparavant. Les battements allaient en couple, deux étant unis l'un à l'autre, suivis de deux autres battements, et ainsi de suite. On ne pouvait appeler cela ni une irrégularité ni une intermittence. Ce n'était certainement pas une irrégularité, car c'était très régulier. Ce n'était pas une intermittence, parce qu'il n'y avait pas entre les couples un laps de temps suffisant pour qu'un battement supprimé y eût sa place. Le rythme anormal continua pendant quatre ou cinq jours. »

Observation II

W. Br. ., âgé de vingt-sept ans, joueur de hautbois dans une musique militaire, marié, d'une bonne santé jusqu'à il y a quatre mois. A cette époque, il fut reçu à Charing-Cross-Hospital avec les symptômes d'une maladie de cœur qui s'était développée insidieusement, sans cause appréciable, et s'était graduellement aggravée. Il recevait, à la consultation gratuite, les soins du Dr Sylver qui le montra à Salter pour le rendre témoin d'un dérangement tout particulier du rythme cardiaque. « La particularité de ce rythme était remarquable. On distinguait à la vue deux impulsions cardiaques et une pause. Ces impulsions se produisant par couples étaient très appréciables, non seulement dans la région précordiale, mais aussi à la racine du cou, où les pulsations des gros vaisseaux les rendaient très manifestes. La première impulsion de chaque paire était la plus forte des deux, et ma première impression fut que toutes les deux représentaient une simple révolution cardiaque, le premier choc étant systolique et le second diastolique. En appliquant le stéthoscope, cette impression disparaissait aussitôt, car on trouvait que chacun des deux chocs était accompagné d'un souffle identique, et que ce souffle était lui-même double (double souffle à la base). Il était clair que le premier choc ainsi que le second de chaque paire étaient causés par une systole ventriculaire, et représentaient un battement cardiaque indépendant. Au poignet, la pulsation correspondant au second battement était à peine perceptible. L'intervalle entre les paires de battements, bien que plus grand que celui qui séparait les pulsations de chaque paire, n'était pas deux fois aussi grand. Évidemment il n'y avait donc pas là une intermittence, c'est-à-dire la suppression de chaque troisième battement. Le malade consentit à entrer à l'hôpital, de sorte que je pus observer à loisir ce rythme remarquable. Après s'être montré quelques jours, le phénomène cessa et ne reparut plus; il fut remplacé par des intermittences irrégulières. »

Observation III

Un troisième cas, chez une jeune fille de treize ans, se présenta dans la pratique du docteur Salter, en 1869. Il le décrit ainsi : « Ce qui m'a frappé, c'était la violence de la contraction cardiaque et son rythme particulier. Le choc de la pointe paraissait double, chaque battement étant immédiatement suivi d'un autre. Il y avait donc deux battements qui étaient réunis l'un à l'autre, puis un intervalle, et ainsi de suite. En examinant le pouls, on trouva que les pulsations du poignet, bien que tout à fait régulières, étaient bien moins nombreuses que les chocs visibles du cœur, et, en les comptant avec soin, on comprit qu'elles coïncidaient avec la première pulsation de chaque paire, et qu'elles étaient de 56 par minute, alors que l'on notait 112 battements cardiaques pendant le même espace de temps.

« Je me demandai alors quelle était la nature des deux chocs et quelle relation il y avait entre eux. Au point de vue du rythme, ils rappelaient la systole et la diastole d'un cœur battant lentement, et la pulsation unique observée au poignet et correspondant au premier choc de chaque paire confirmait cette interprétation. Mais les bruits étaient si exactement les mêmes à chacun de ces chocs que je ne pouvais moins faire que de croire à l'identité de leur nature.

« Le 2 mai, au matin, au début d'une auscultation du cœur, j'ai trouvé le même rythme particulier que j'ai déjà décrit. Les bruits ainsi que les chocs cardiaques allaient en couple. Il y avait environ 106 battements du cœur par minute, mais le pouls radial était de 53. Le second battement de chaque couple était le plus fort (ce n'était plus le premier comme précédemment) et seul perçu au poignet, bien que le premier, le plus faible, fût parfaitement visible à la carotide ; tandis que j'auscultais, tout à coup, sans aucune transition, le rythme changea, tomba à 90 battements par minute, et se continua ainsi. »

Le docteur Salter revit cette malade en 1871 et trouva que ce même rythme existait; comme auparavant, il changeait tout à coup, par intervalle, et se transformait en rythme ordinaire.

La malade ne présentait, du reste, aucun signe de lésion valvulaire.

Voyons maintenant les cas rélatés par Cook et que nous empruntons textuellement à l'article de cet auteur dans le *Practitionner*.

Observation IV

Cook dit au sujet de cette observation : « Mon premier cas fut observé assez imparfaitement et le souvenir que j'en ai se résume en peu de choses, mais il est clair pour moi que c'était un cas de l'anomalie particulière que M. Hyde Salter a signalée. »

Kundaji Biwa, jeune domestique, avait été admis à l'hôpital pour une fièvre paludéenne avec phénomènes cérébraux. Le pouls fut noté comme irrégulier. Le troisième jour après son entrée, la nature remarquable de cette irrégularité fut reconnue. On trouva à l'auscultation du cœur que deux révolutions cardiaques se suivaient de très près, de sorte qu'il y avait quatre bruits unis les uns aux autres, puis une pause. Le jour suivant on nota que les pulsations radiales étaient au nombre tantôt de 50 tantôt de 100 par minute. Le malade fut renvoyé en bon état la semaine suivante.

Observation V

Le second cas se présenta en décembre 1871.

Subkaram Suka, âgé de vingt-deux ans, indou, fut admis à l'hôpital le 29 novembre, atteint d'hépatite chronique, d'emphysème et d'albuminurie. Le cœur était abaissé ; on notait des battements épigastriques, un bruit de souffle systolique était perçu à la pointe; pouls, 88.

17 décembre. — A l'examen du pouls, je fus étonné de trouver que le nombre des pulsations tombait tout à coup de 88 à 44 par minute. Le nouveau rythme dura cinq minutes pour revenir, par un changement aussi brusque, à 88.

En auscultant le cœur, j'entendis un battement intermédiaire entre chacune des 44 pulsations, mais il était moins fort que celui qui le précédait, et on n'en retrouvait absolument pas de trace au pouls. D'autre part, ce battement intermédiaire n'était pas à égale distance des deux pulsations, mais il était entendu immédiatement après la première.

Comme le malade prenait de la digitale depuis quelque temps, je pensai que cela pouvait bien être la cause du rythme anormal c'est pourquoi je la supprimai.

18 déc. — Pouls, 100; rythme régulier; la digitale fut reprise.

19 déc. — Le même rythme anormal se présente : pouls, 44; battements cardiaques, 88. Une quinte de toux fit monter tout à coup le nombre des pulsations radiales à 88.

20 déc. — Mêmes phénomènes.

21 déc. — Mêmes phénomènes.

23 déc. — Pouls, 70, régulier.

L'action du cœur resta régulière, sans retour au rythme particulier, tant que le malade demeura à l'hôpital. Il fut renvoyé le 30 mars.

Observation VI

Le malade dont il est question fut observé en mars 1880. A cette époque, je reçus un malade nommé Cirmaji Rajunna, âgé de trente ans, laboureur, affecté d'une affection valvulaire du cœur et d'hydropysie. Il avait un rétrécissement aortique avec insuffisance mitrale et tricuspide et une dilatation considérable des deux ventricules. Il avait aussi beaucoup de congestion bronchique, et, par intervalles, des attaques de bronchite subaiguë avec dyspnée souvent très accusée.

Le pouls variait entre 72 et 84. Il était mou, dépressible, tombant quelquefois à 68 après des périodes prolongées de calme respiratoire : 26 respirations par minute.

Les veines du cou étaient fortement gonflées; pouls veineux très perceptible. Urines rares: 500 grammes par jour en moyenne.

Pendant la première semaine d'avril le rythme couplé particulier se développa. On recconnut immédiatement qu'il différait de l'intermittence et que c'était un phénomène spécial. Subitement les pulsations radiales tombaient de 72 à 36, se maintenant pendant quelque temps à ce chiffre, puis revenaient brusquement à 72. Ces changements ne procuraient aucune sensation subjective au malade ; il n'en avait nullement conscience. Pas d'hésitation dans les battements du cœur qui annonçât le changement d'allure, mais simplement une modification soudaine dans le rythme. Le pouls à 36 était un peu plus plein au doigt que celui de 72. L'examen attentif du cœur montra que, quoique le nombre des pulsations radiales eut diminué de moitié, le cœur battait cependant avec la même fréquence qu'auparavant; mais le rythme était changé dans sa forme. Il y avait maintenant deux systoles, puis une longue pause et chaque révolution cardiaque était accompagnée d'un souffle systolique. Les deux contractions accouplées et la longue pause qui les suivait occupaient exactement le même temps que deux contractions normales. Il y avait un court, mais distinct intervalle entre les systoles ainsi accouplées, indiquant la double contraction du cœur.

Pendant la semaine suivante on a pris un certain nombre de tracés sphygmographiques dont j'ai fait un choix. Nous avons été assez heureux pour obtenir deux tracés montrant le changement subit du rythme normal au rythme anormal, et le retour de ce dernier au premier, avec tous les détails graphiques qui accompagnent ce rythme anormal.

Le tracé A (fig. 8) donne le rythme ordinaire à 64 pulsations. Le sommet de la pulsation, un peu convexe, indique un rétrécissement aortique, et l'inégalité du pouls indiquerait une insuffisance mitrale.

Le tracé B (fig. 8) représente le pouls battant d'abord à 64, puis tombant au milieu du tracé à 32. Ce changement a lieu à la fin de la

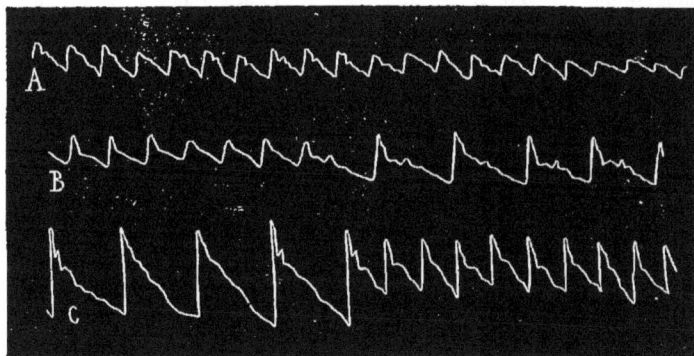

Fig. 8

diastole, comme par un arrêt du cœur égal en longueur à une des contractions précédentes; chaque pulsation présente ensuite une amplitude double.

Le cycle qui suit, pris au poignet, accuse juste le double de temps qu'un battement normal; tout le tracé semblant indiquer une confusion complète des deux révolutions cardiaques en une seule, avec amplitude relative de la pulsation radiale, comme si les deux systoles accouplées s'étaient unies pour lancer dans l'aorte une double charge de sang.

En est-il ainsi? Est-il possible que le ventricule recevant de l'oreillette une double charge de sang se succédant très rapidement puisse les chasser dans le système artériel l'une après l'autre avec tant de promptitude qu'il y ait une seule pulsation radiale et une seule ligne non brisée dans l'ascension du tracé sphygmographique. (L'auteur rejette cette explication comme nous l'avons exposé dans l'historique.)

Un grand nombre de tracés ont été pris dans les périodes du rythme couplé ; ils étaient tous parfaitement identiques.

Le tracé C (fig. 8) montre le changement instantané du rythme anormal au rythme normal, le pouls passant de 36 à 72 par minute. Ce changement a eu lieu sans hésitation ; le rythme couplé a tout à coup cessé et la seconde pulsation a repris son amplitude normale. Ce changement soudain étonne vraiment l'observateur quand il se produit pendant que l'on tâte le pouls; il m'est arrivé plusieurs fois de l'observer : ces changements de rythme se succédaient de dix à quinze minutes d'intervalle.

Le malade fut plusieurs mois en observation ; et ce phénomène particulier, qui revenait de temps en temps, durait pendant des périodes plus ou moins longues : un jour, deux jours, plusieurs semaines même, ainsi que le cas s'en est présenté.

Avril. — Au milieu du mois, le rythme couplé fut noté, le pouls variant alors de 72 à 36 et de 80 à 40.

Mai. — Il existait d'une façon presque constante.

8 juin. — Le rythme cessa, et le pouls redevint normal pendant une semaine, le rythme couplé se produisit ensuite pendant quelques jours pour revenir au type normal.

Juillet. — Pouls normal, excepté pendant les 1er, 2, 3, 6 et 11 de ce mois où l'on nota le rythme couplé, et où le pouls passait de 60 à 30.

Août. — Pendant les premiers jours, le rythme était couplé.

Septembre. — Pouls normal.

Octobre. — Il variait.

La plus longue période de rythme couplé fut notée en février, pendant quinze jours de suite, après quoi il disparut.

Le malade fut renvoyé le 14 mai 1881.

L'observation qui suit est celle d'une malade de l'hospice Saint-Pothin. Elle a été prise avec la plus scrupuleuse exactitude sous la direction de MM. Soulier et Bard par notre collègue M. Pérusset. Nous avons nous même examiné cette malade très souvent.

Observation VII

— Inédite —

Louise Grisolet, vingt-cinq ans, dévideuse, entrée dans le service M. Soulier (salle Sainte-Marie, 7, hospice Saint-Pothin), le 25 août 1882, sortie le 7 octobre 1882.

La malade ne peut donner de renseignements sur ses antécédents héréditaires. Chorée vers l'âge de sept à huit ans; pas d'autres maladies antérieures, mais toujours santé assez débile. Elle est réglée depuis l'âge de quinze ans, normalement; leucorrhée fréquente.

Depuis trois mois, elle souffre de l'estomac. Fréquemment elle a des crises gastralgiques accompagnées de troubles dyspeptiques.

Actuellement la malade se plaint d'être très faible. Elle est sujette aux étourdissements et elle est vite oppressée quand elle marche un peu rapidement ou qu'elle monte des escaliers.

Elle éprouve toujours les mêmes symptômes gastriques : ce sont des douleurs aiguës, lancinantes, revenant par paroxysmes, et n'étant pas influencées par les aliments. La digestion se fait péniblement, pyrosis; jamais de vomissements, selles normales.

Rien aux poumons.

Au cœur, la pointe bat dans le quatrième espace, un peu en dedans du mamelon, pas de frémissement à ce niveau. Léger souffle systolique à la base dont le maximum est au niveau du deuxième espace intercostal gauche, près du bord du sternum; également souffle systolique dans les vaisseaux du cou. Palpitations fréquentes.

Par moments, rythme à quatre temps disparaissant très facilement. Ce rythme présente les particularités suivantes : Il se produit subitement, pendant qu'on ausculte, par exemple. Alors, au lieu des deux bruits normalement espacés que l'on entend d'ordinaire, il se produit un quadruple claquement successif, puis une pause assez longue, puis de nouveau un quadruple claquement, et ainsi de suite. A ce moment, on observe nettement deux chocs précordiaux successifs. Ce phénomène éveille de suite l'idée de deux révolutions cardiaques fusionnées, mais il y a contre cette opinion une objection apparente, c'est que si l'on examine le pouls au niveau de la radiale en même temps que l'on ausculte le cœur, on constate avec étonnement un nombre de battements cardiaques supérieur à celui des pulsations radiales. Mais par l'étude attentive du pouls, on arrive à reconnaître que les pulsations radiales ne sont pas toutes de la même force. Il en existe, revenant régulièrement et correspondant au commencement du couple cardiaque, que l'on reconnaît très facilement ; mais entre ces pulsations normales, de temps en temps, le doigt perçoit un soulèvement plus faible ; on en conclut que les soulèvements plus faibles sont dus à la seconde

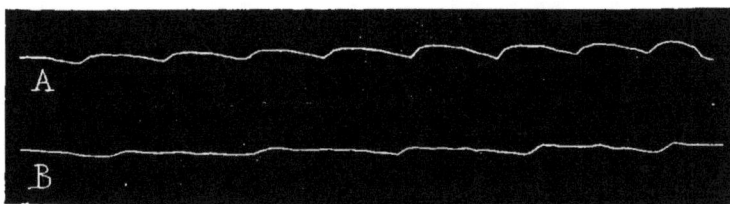

Fig. 9

a, Pouls normal ; — b, rythme couplé.

systole du couple, qui donne également des bruits moins nets à l'oreille. Le tracé sphygmographique donne parfaitement raison à cette explication (tracés a b, figure 9). Sur le tracé b qui reproduit le phénomène, on voit un nombre de systoles normales de moitié moindre que dans le tracé a, mais entre chaque systole se trouve un petit soulèvement que sa position et sa forme ne peuvent pas laisser confondre avec le dicrotisme, et qui correspond bien à ce que l'on entend au cœur. D'une part, l'oreille donne la sensa-

tion de deux systoles successives, dont l'une comme avortée; de
l'autre, le sphygmographe indique deux soulèvements dans les
artères, le second à peine perceptible.

Parfois les révolutions cardiaques se suivant avec une grande
rapidité, le moment du silence étant supprimé; ce n'est plus alors
un rythme à quatre temps, mais une course folle du cœur.

D'autres fois, on note le rythme suivant : deux systoles normales, puis deux systoles faibles, le rythme se prolongeant pendant un laps de temps indéterminé, et donnant lieu au tracé de
la figure 10.

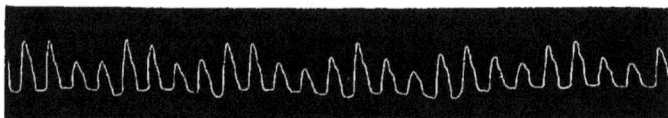

FIG. 10

La malade a des troubles vaso-moteurs fréquents et variés; parfois, sorte d'asphyxie locale des doigts qui sont pâles, plus ou moins
cyanosés et froids ; d'autres fois, rougeur cyanique de la face, ou
bien larges plaques érythémateuses plus ou moins confluentes,
fugaces, principalement sur le cou et la poitrine.

On donne à la malade du lait, de la liqueur de Fowler, du vin
de quinquina : pas de digitale.

Le rythme couplé est noté dans plusieurs examens successifs;
mais il dure, en général, assez peu ; il suffit d'une émotion très peu
vive pour le faire apparaître ou disparaître.

Au bout de deux mois, l'état général de la malade étant bien
meilleur, elle demande sa sortie.

C'est chez cette malade que nous avons observé le
rythme couplé avec le plus de netteté. Son observation
est très intéressante, par la brusquerie dans l'apparition
et la disparition du phénomène, l'influence des causes les
plus minimes sur cette apparition, l'alternance du rythme

couplé avec d'autres modifications très curieuses des mouvements cardiaques. Comme on le voit par cette observation, l'étude attentive de la malade n'a révélé chez elle les signes d'aucune lésion du cœur : toute sa maladie consistait dans de la chlorose avec les troubles nerveux divers qui en dépendent si fréquemment.

L'observation suivante présente aussi un très grand intérêt. Elle nous a été communiquée par M. le docteur Lannois médecin à l'hôpital militaire de la Charité.

Observation VIII
— Inédite —

Fièvre typhoïde, rythme couplé. Mort subite le vingt-troisième jour. Gach, vingt-deux ans, soldat à la vingt-cinquième section de commis d'administration, entre le 28 septembre 1882 à la Charité, service de M. le médecin principal Frilley, salle 13, lit 26.

Il est dans un état de subdelirium qui l'empêche de donner des renseignements précis ; cependant il paraît être entré à l'infirmerie le 24. La fièvre est assez forte, 39° 2 dans l'aisselle. Langue sale, rouge sur les bords ; ventre modérément ballonné, douloureux dans la fosse iliaque droite ; rate augmentée de volume. Il y a de la diarrhée, mais le malade a été purgé à l'infirmerie.

30 septembre. — Il a des taches rosées ce matin. Le délire continue. Hier dans la journée, vomissements verdâtres, bilieux, assez abondants. L'urine contient une forte proportion d'albumine. On lui donne 3 grammes de seigle ergoté. Température du matin, 38° 3 ; du soir, 39°.

1er octobre. — Prostration et délire aussi marqués. Diarrhée abondante. Le malade a encore eu des vomissements hier. Température : 38° 2, 39°.

2 oct. — Même état. L'albumine est toujours abondante, mais l'urine ne contient pas de cylindres. Depuis qu'il prend du seigle ergoté, le malade présente le soir un état particulier caractérisé par une teinte cyanosée, des sueurs profuses et un refroidissement considérable.

Rien au cœur. Râles muqueux abondants aux deux bases pulmonaires.

On supprime le seigle ergoté et on donne 1 gramme de sulfate de quinine et 4 grammes d'acide salicylique en poudre.

4 oct. — Depuis la suppression de l'ergot, le malade n'a plus de période algide le soir, et n'a plus vomi. Mais la température est plus élevée le matin que le soir, sans doute à cause du moment où il prenait le médicament. Température : le 30 octobre, matin 39° 5 ; soir, 38° 5 ; le 4 octobre, matin 39° 4, le soir 38° 4.

Le malade va d'ailleurs un peu mieux et n'a plus de délire.

A cette époque, M. Lannois, qui a recueilli l'observation, s'absente pendant quelques jours.

12 oct. — Après quelques jours d'absence je trouve le malade en bon état. La température qui se maintenait au-dessus de 39° 5, a sensiblement baissé : 38° 4. Le malade a eu un petit abcès superficiel à la jambe gauche. L'albumine persiste mais est moins abondante.

Vers une heure de l'après-midi, le malade a une syncope assez assez prolongée. Quelques instants après, l'aide-major de service constate que les bruits du cœur étaient sourds et lointains, mais il ne lui paraissent pas irréguliers. Température du soir 38° 5.

13 oct. — Le malade se trouve bien, il a dormi et ne se plaint de rien. Température, 38° 3.

On est immédiatement frappé par la lenteur du pouls ; mais, comme il est difficile à compter, on prend le nombre de systoles du cœur et on en trouve 72 par minute alors qu'il ne semble pas qu'il y ait plus de 40 pulsations à la radiale.

Les battements du cœur sont irréguliers. On entend les bruits dans la succession suivante : un premier bruit systolique fort, et nettement soufflé; un second bruit normal, un court silence, une nouvelle révolution cardiaque composée de deux bruits normaux mais très brefs, enfin un grand silence. Il y a évidemment là deux révolutions cardiaques accolées, l'une forte et l'autre faible. La succession de ces bruits se fait à peu près régulièrement, cependant il y a parfois un faux pas ou bien la seconde systole prend la même intensité que la première pendant cinq ou six pulsations.

Au pouls, la première systole se sent assez nettement, mais la seconde est à peine perceptible, et elle échapperait certainement si l'on n'était prévenu par les bruits entendus à l'auscultation ; sur le tracé sphygmographique elle se traduit par une oscillation à peine visible.

Trois heures après la visite, le malade était bien et l'on prenait son tracé sphygmographique, quand tout à coup il survint une seconde syncope qui enleva le malade en quelques secondes sans que la respiration artificielle ni la faradisation fussent d'aucun secours.

Autopsie, vingt-deux heures après la mort.

Le péricarde renferme une notable quantité de liquide clair, citrin. Deux taches laiteuses sur le péricarde viscéral.

Le cœur droit est mou, le cœur gauche, en systole. Les valvules sont saines et suffisantes. Les deux cavités renferment du sang noir et fluide, mais pas de caillots. Le muscle cardiaque est grisâtre à l'extérieur, plus pâle certainement que d'habitude. Sur la coupe (ventricule gauche), il a une teinte jaunâtre, feuille-morte, qui est beaucoup plus manifeste encore sur les piliers dont l'aspect est graisseux. Rien dans l'aorte.

Les poumons ne sont pas adhérents à la plèvre costale ; mais ils adhèrent lâchement au péricarde des deux côtés et les lobes sont soudés les uns aux autres. Ces fausses membranes sont dues à la présence d'un assez grand nombre de tubercules disséminés sur la plèvre viscérale. On ne trouve pas de tubercules dans les poumons dont les bases offrent quelques points disséminés de broncho-pneumonie.

Les glanglions du médiastin sont hypertrophiés ; plusieurs ont le volume d'une grenade, et sont caséeux à la coupe. En disséquant les pneumogastriques qui traversent cette masse, on voit que le gauche est comprimé dans une certaine étendue au-dessous de la bifurcation de la trachée ; le droit se dissèque plus facilement.

L'intestin présente peu de lésions ; cinq ou six plaques de Peyer seulement vers la partie inférieure de l'iléon. Ces plaques sont ulcérées, mais semblent déjà marcher vers la cicatrisation. Les ganglions mésentériques sont volumineux ; l'un d'entre eux contient uu peu de pus à son centre.

Rate volumineuse, friable, 360 grammes. Le foie semble sain.

Les reins sont énormes et pèsent ensemble 565 grammes. Ils sont congestionnés, mais ils ne paraissent pas autrement malades à l'œil nu.

Le cerveau est très volumineux, 1.685 grammes. On ne voit rien d'anormal ni dans la substance cérébrale ni dans le bulbe.

Dans cette observation, le rythme couplé a donc été très nettement observé ; mais le point le plus intéressant qu'on y remarque est la compression des pneumogastriques. On verra dans le chapitre suivant quelle importance il faut attacher à cette compression.

L'observation qui suit est l'histoire très résumée d'un malade examiné par M. Bard, salle Saint-Martin, dans le service de M Teissier.

Observation IX
— Inédite, résumée —

J. B..., vingt-quatre ans, bonne constitution, atteint de rhumatisme articulaire aigu depuis quatre jours.

A l'examen du cœur, on trouve que les battements se produisent par couples de deux systoles ; la seconde beaucoup plus faible, à peine perceptible au pouls radial. Cette seconde systole est bien isolée de la première ; mais elle s'en rapproche beaucoup plus que de la systole suivante.

Le phénomène fut observé deux jours de suite, il disparut lorsque l'on administra au malade du salicylate de soude.

L'observation X a fait l'objet d'une clinique de M. Teissier qui a bien voulu nous la communiquer.

Observation X
— Inédite, résumée —

Jean-Louis Paraz, vingt-six ans, peintre en décors, entré à l'Hôtel-Dieu le 18 juillet 1881, mort le 11 août 1881. Scarlatine dans son enfance, constitution un peu délicate. Pas d'alcoolisme, pas de syphilis, dysenterie et fièvre intermittente pendant qu'il était militaire en Cochinchine.

Depuis son retour en France (mars 1881), il a été soigné à l'hôpital militaire pour une hydarthrose du genou. Depuis lors également, toujours une faiblesse générale marquée. Digestion difficile, vomissements fréquents.

Rien aux poumons.

Foie augmenté de volume : il dépasse de plusieurs travers de doigt le rebord des fausses côtes.

La rate paraît normale.

Abdomen un peu tendu. Teinte subictérique des conjonctives.

Battements du cœur, réguliers mais faibles; les bruits sont mal frappés. Pas de souffle.

Diarrhée depuis plusieurs mois : quatre ou cinq selles en vingt-quatre heures ; borborygmes, coliques.

Quelques jours après son entrée, on s'aperçoit que le pouls est très lent et qu'il bat à peine quarante fois par minute. L'auscultation du cœur fait entendre des battements faibles et qui, au premier abord, paraissent dédoublés, tantôt au second temps seulement, tantôt aux deux temps.

Les jours suivants on répète l'auscultation du cœur avec soin, et l'on reconnaît que les dédoublements ne sont qu'apparents, et que ce qui paraissait constituer le second temps est formé en réalité par une systole ventriculaire trop faible pour lancer le sang jusqu'aux artères radiales, et que le ralentissement du pouls tient en réalité à ce que certaines contractions du cœur sont faibles et avortées. Aussi trouve-t-on le pouls tantôt rare, tantôt irrégulier, tantôt normal.

Malgré une médication active, le malade continue à s'affaiblir.

9 août. — Dans la journée, syncope dont le malade se remet difficilement ; la faiblesse s'aggrave au point que le malade ne peut même rester assis dans son lit.

Il succombe dans la nuit du 10 au 11 août.

Autopsie. — Tous les organes sont très petits, excepté le foie qui est un peu gras. Les reins sont à l'état normal.

Entéro-colite chronique caractérisée surtout par l'épaississement des parois de la muqueuse ; coloration ardoisée, congestion veineuse très intense, petites ulcérations très rares.

Le cœur paraît parfaitement sain, les valvules sont saines et suffisantes.

Tout d'abord on avait pris ce changement de rythme pour un exemple de ralentissement simple du pouls ; mais l'auscultation, pratiquée en même temps que l'examen de l'artère radiale, fit bien vite reconnaître qu'il se produisait là un phénomène d'un autre ordre.

Lorsqu'on lit les diverses observations de pouls lent reproduites par les auteurs, on est fort tenté de croire que certains cas, ayant présenté les mêmes phénomènes que le malade de M. Teissier, ont été pris pour des cas de pouls vraiment ralenti ; malheureusement, dans ces observations, on a presque toujours omis d'ausculter le malade en même temps que l'on tâtait le pouls ; il nous manque par conséquent un des points essentiels qui pourraient nous faire connaître la vraie nature du phénomène observé.

L'observation suivante n'est pas un cas bien net de rythme couplé, mais elle est si intéressante à certains points de vue qu'elle a tout naturellement sa place dans ce chapitre.

Nous la devons à l'obligeance de M. le professeur Bondet, notre chef de service.

Observation XI

— Inédite, résumée —

Pouls lent. Mort.

Damiron Jean-Baptiste, cinquante-six ans, cultivateur, entre salle Saint-Augustin le 16 décembre 1882, sort le 25 janvier, meurt le lendemain.

Bonne constitution. Pas d'antécédents héréditaires morbides. Ni rhumatisme, ni alcoolisme, ni syphilis. Cet homme a souvent couché sur la terre humide.

Il y a quinze mois, pendant qu'il marchait, il fut subitement obligé de s'arrêter, la respiration lui ayant fait complètement défaut pendant quelques minutes.

Depuis ce moment, le malade a eu des vomissements assez rapprochés et a éprouvé assez fréquemment des pertes de connaissance de quelques minutes. Ces pertes de connaissance étaient précédées de douleurs dans les régions épigastrique et thoracique; elles ne s'accompagnaient pas du cortège symptomatique de l'épilepsie.

A son entrée à l'Hôtel-Dieu, le malade accuse des douleurs épigastriques s'irradiant du côté de l'abdomen et de la poitrine, et précédant les pertes de connaissance déjà signalées. Au moment de la chute (car alors le malade tombe), le malade éprouve le plus souvent une vive douleur au niveau des troisième et quatrième vertèbres cervicales. La pression au niveau de ces vertèbres est douloureuse. Vertiges assez fréquents. Lèvres cyanosées.

Pouls 24 à la minute. Le cœur bat fort, 24 fois par minute,

mais entre chaque systole normale on constate à la pointe une espèce de pulsation cardiaque avortée.

Souffle systolique à la base, se propageant du côté de l'appendice xyphoïde.

Constipation habituelle.

Les jours suivants on note toujours une grande lenteur du pouls : 20, 24. 22 à la minute.

Pendant son séjour à l'hôpital il a pris six crises comme celles décrites plus haut ; il a éprouvé plusieurs fois du vertige.

On retrouve souvent au pouls le caractère déjà indiqué : une systole avortée entre deux systoles normales. Le tracé cardiograghique pris avec soin par MM. Bondet et Chauveau rend très bien compte de l'action du cœur. On y retrouve une petite systole qui produit un léger soulèvement dans le pouls carotidien (fig. 11).

Le malade continue à accuser de la douleur au niveau de la région cervicale qui correspond à la dernière partie du bulbe et au commencement de la moelle épinière. Bien que son état s'aggrave le malade veut absolument quitter l'hôpital ; on l'envoie à l'hospice Sainte-Eugénie, il meurt en chemin ; on ne peut pratiquer l'autopsie.

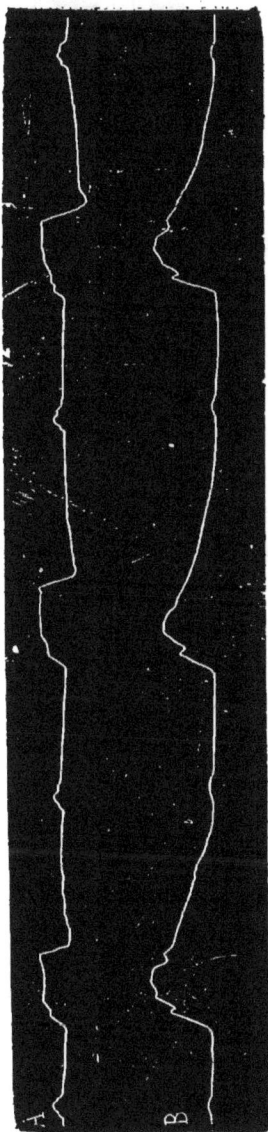

Fig. 11

a, Tracé des pulsations cardiaques ; — b, tracé des pulsations de la carotide gauche.

Voilà donc un malade qui présente des phénomènes douloureux dans les régions où se distribue le nerf vague, qui souffre violemment au niveau du point des centres nerveux d'où ce nerf tire son origine, dont le pouls traduit une hyperaction des pneumogastriques (ralentissement des battements), et en même temps présente, comme le prouve le tracé sphygmographique, une partie des caractères du rythme couplé. Cette observation nous sera d'un grand secours dans l'interprétation du rythme couplé. Dans ce cas, ce n'est pas une action des nerfs pneumogastriques eux-mêmes, mais bien de leur origne centrale qui produit le phénomène qui nous occupe. Malheureusement l'autopsie fait défaut ; mais étant donnés tous les symptômes que nous avons signalés, n'est-il pas naturel de voir là, avec M. Bondet, une lésion bulbaire localisée au niveau de l'origine des nerfs vagues ?

Nous allons maintenant reproduire une observation de la thèse de M. Chappet, qui offre un exemple très net de pouls bigéminé sous l'influence de la digitale. Cette observation est, en outre, intéressante en ce que l'apparition du pouls bigéminé n'était pas constante, et que de temps en temps la radiale ne donnait qu'une pulsation pour deux systoles cardiaques. Ce cas montre très bien le rapport et en même temps la différence qu'il y a entre le pouls bigéminé et le rythme couplé.

Observation XII

Arythmie. — Hypertrophie du cœur sans lésions des orifices. Pouls bigéminé. Mort subite. Autopsie. Étienne Quay, soixante-cinq ans maçon, né à Frontenas (Isère), entré le 8 janvier 1878 (salle Saint-Augustin), mort le 27 février 1878.

Pas d'antécédents héréditaires. Pas d'affection antérieure importante à signaler, si ce n'est une fièvre intermittente à l'âge de dix ans.

Début de l'affection actuelle il y a cinq mois, par de la toux et et de la dyspnée ; depuis quinze jours, aggravation, affaiblissement, œdème des membres inférieurs disparaissant sous l'influence du repos. Jamais de palpitations.

A l'entrée, asystolie légère, face cyanosée, dyspnée.

Cœur. — Battements faibles, irréguliers, se percevant même à l'épigastre ; pointe dans le septième espace en dehors de la ligne mamelonnaire ; matité précordiale augmentée ; à l'auscultation, souffle à la pointe ; pouls très petit, irrégulier, ne pouvant se compter et donnant au sphygmographe un tracé presque rectiligne.

Toux sans expectoration ; légère submatité aux deux sommets sans aucun signe bien évident à l'auscultation.

Inappétence, urines albumineuses, léger œdème des membres inférieurs.

6 janvier. — Même état. On donne 0,30 de feuilles de digitale en infusion

Les jours suivants le pouls se régularise, se ralentit la digitale est continuée à la même dose.

17 janv. — La digitale a été donnée jusqu'à ce jour. Pas de nausées.

Cœur. — A la palpation, double systole évidente, la deuxième moins énergique. A l'auscultation, quatre bruits successifs bien frappés, se percevant également vers la pointe et vers le sternum du côté du cœur droit et dus à deux révolutions cardiaques consécutives, la première très forte, la deuxième moins marquée ; disparition du bruit de souffle.

Pouls très lent, donnant manifestement au doigt la sensation d'un double soulèvement de l'artère, le premier plus fort, le deuxième plus faible, ce dernier un peu plus rapproché du soulèvement principal qui le précède que de celui qui le suit ; 35 pulsations seulement par minute en comptant le soulèvement surajouté.

Suppression de la digitale.

18 janv. — le pouls remonte à 45, toujours bigéminé.

19 janv. — Même symptômes cardiaques ; pouls 58 ; toujours bigéminé.

22 janv. — Malgré la supression de la digitale, les symptômes persistent ; double systole cardiaque, double pulsation artérielle On redonne infusion 0, 25 de digitale.

26 janv. — Mêmes caractères du pouls (64 pulsations). On supprime la digitale.

4 février. — La bigémination a cessé, le pouls tend à devenir irrégulier, on voit sur le tracé trois doubles systoles suivies de deux systoles simples.

8 fév. — Les doubles systoles sont beaucoup plus rares.

21 fév. — Irrégularité complète du pouls avec fréquence considérable. Infusion 0,25 de feuilles de digitale.

24 fév. — L'irrégularité diminue un peu.

25 fév. — Le pouls descend à 35. Vomissements, diarrhée, suppression de la digitale.

26 fév. — Encore quelques vomissements, pouls 40 ; à l'auscultation *double contraction cardiaque ; la deuxième non perceptible à la radiale.*

27 fév. — Pouls très régulier, 44 ; de temps en temps, la *radiale donne une deuxième pulsation, mais très faible ; à l'auscultation toujours quatre bruits.* Pas d'œdème des membres inférieurs.

A dix heures trois quarts, une heure après le dernier examen, le malade se dispose à déjeuner, lorsque subitement sa face se congestionne et il meurt en moins de cinq minutes.

L'autopsie pratiquée par M. le professeur Pierret fait constater les lésions suivantes :

Léger hydrothorax, quelques adhérences peu résistantes aux deux sommets pulmonaires ; congestion légère aux deux bases ; infarctus de la grosseur d'une petite noisette sur le bord inférieur du poumon droit ; un peu de liquide dans le péricarde ; cœur légèrement hypertrophié ; non graisseux ; un peu d'épaississement de la valve postérieure de la mitrale ; pas d'insuffisance de l'orifice ; pas de lésions des sigmoïdes ; quelques plaques athéromateuses sur l'aorte ; reins volumineux, excessivement durs, ne cédant pas sous le doigt, leur surface présentant des cicatrices irrégulières et des mamelons grisâtres au milieu desquels on remarque la présence de petits kystes; capsule adhérente.

L'observation XIII relate le cas d'un malade de la salle Saint-Augustin, service de M. Bondet, atteint d'insuffisance mitrale et qui présentait des systoles avortées alternant régulièrement avec des systoles normales. Un caractère important du rythme couplé manquait chez ce malade, comme on peut le voir sur la figure; c'est le rapprochement de la systole avortée de la normale qui la précède. Mais l'étude de ce tracé (fig. 12) fait bien voir

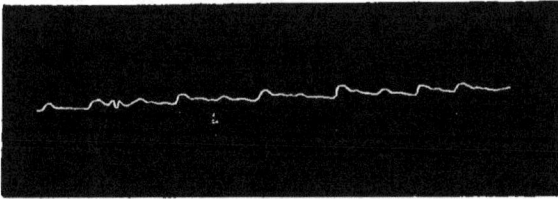

FIG. 12

qu'il s'agit là d'un phénomène analogue au vrai rythme couplé.

Observation XIII

— Inédite, résumée —

J.B., cinquante et un ans, forgeron. Pas d'antécédents héréditaires, ni alcoolisme, ni rhumatisme, ni syphilis. Le malade s'était toujours très bien porté jusqu'à ces derniers temps. Aucun symptôme qui pût faire penser à une maladie de cœur.

Il y a deux mois, ce malade qui travaillait dans un grand atelier de Givors, vit tomber par accident, à côté de lui un énorme mar-

teau-pilon, ce qui lui causa une émotion assez forte pour l'empêcher de travailler. A partir de ce moment, le malade s'est plaint
de palpitations fréquentes. Quelques jours plus tard, un peu
d'œdème aux extrémités inférieures, battements épigastriques.

A son entrée, on constate de l'hypertrophie du cœur; les battements sont irréguliers, souffle systolique très net à la pointe avec
propagation du côté de l'aisselle.

Pendant l'auscultation de ce malade, on est souvent frappé du
phénomène suivant: On entend quatre bruits successifs qui font
tout d'abord penser à un dédoublement des deux bruits, d'autant
plus que le pouls est lent et que le nombre de pulsations radiales ne
paraît pas exactement en rapport avec celui des battements cardiaques. Si, à ce moment, on prend le tracé sphygmographique,
on constate qu'entre chaques deux systoles fortes se trouve inter-
calée une systole plus faible, à peu près à égale distance de la
précédente et de la suivante.

Nous avons pris plusieurs tracés, tous sont identiques.

On ne peut pas attribuer ce phénomène à l'action de la
digitale; le malade n'en avait pas encore pris quand nous
avons observé son arythmie pour la première fois. Du
reste, ce phénomène ne se présente que par intervalle.

Au bout de quelques jours de médication par la digitale, le malade se rétablit et quitte l'hôpital.

Ce malade est rentré de nouveau à l'Hôtel-Dieu ces
jours derniers. Le pouls est irrégulier ; de temps à autre,
mais très rarement, on perçoit à l'auscultation le quadruple
bruit successif signalé plus haut.

Nous devons à l'obligeance de M. R. Tripier, médecin
des hôpitaux, cinq observations d'insuffisance mitrale dans
lesquelles sont notées des systoles avortées revenant
d'une façon très régulière. Comme ce ne sont pas des cas

de rythme couplé vrai, nous n'en reproduisons qu'une pour donner un excellent exemple des irrégularités régulières qui se rapprochent du rythme couplé et qui paraissent devoir se rattacher à un même ordre de causes.

Chez ce malade l'arythmie s'est montrée soit pendant que l'on donnait de la digitale, soit en dehors de l'action de ce médicament, alors qu'il n'en avait pas pris depuis de longs intervalles, plus de sept ou huit jours.

Observation XIV

— Inédite, résumée —

Endocardite rhumatismale chronique. Insuffisance mitrale. Hypertrophie du cœur.

Paziot Claude, quarante-deux ans, cordier, entré salle Saint-Charles, service de M. Tripier, le 30 décembre 1875, mort le 29 janvier 1876.

(Ce malade avait été traité dans le service de M. Teissier du 1er au 30 décembre 1875. Il avait pris de la digitaline les premiers jours.)

Rhumatisme articulaire dans l'enfance. Antécédents alcooliques.

Signes de catarrhe bronchique.

A l'examen du cœur, voussure précordiale. La pointe bat à quatre travers de doigt au-dessous du mamelon. Battements du cœur à peu près réguliers. On trouve 80 pulsations par minute à la radiale, tandis qu'on en note 88 à la région précordiale. Souffle systolique à la pointe.

7 décembre. — Mêmes symptômes pulmonaires. Les pulsations cardiaques sont toutes senties à la radiale, sauf quelques-unes d'entre elles plus rapides et plus faibles qui reviennent de loin en loin.

12 déc. — Quarante-huit pulsations à la radiale; les pulsations cardiaques y sont presque toutes perçues; seulement de loin en loin après un battement fort du cœur, on a deux batte-

4

ments plus faibles, très rapides qui ne sont pas perçus à la radiale.
Le bruit de souffle est également plus faible dans ces petites
impulsions. Le malade prenait de la digitale depuis quelques jours ;
on la supprime.

14 janvier. — Le cœur bat irrégulièrement, mais observe une
irrégularité qui a son rythme. On a en général une pulsation forte
suivie d'une faible ; chacune a son bruit de souffle. Quelquefois
la pulsation forte n'est pas accompagnée d'une faible, d'autres fois
elle est suivie de trois ou quatre de ces pulsations faibles qui
vont en décroissant et ont chacune leur bruit de souffle. On dirait
la graduation décroissante des chocs d'un marteau qu'on laisse
retomber sur l'enclume (fig.13).

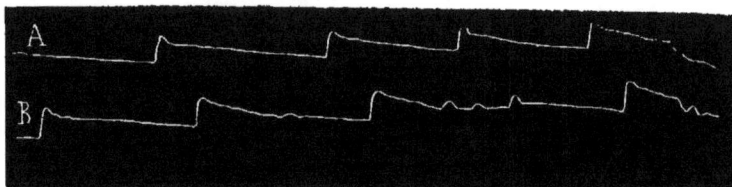

F IG. 13

a, Pouls normal, — *b*, pouls où l'on trouve des systoles avortées entre des systoles
normales.

18 janv. — Mêmes phénomènes.

24 janv. — Le malade paraît aller un peu mieux. On retrouve
du côté du cœur et du pouls les mêmes phénomènes que précédemment.

29 janv. — Mort sans agonie.

Autopsie. — On trouve, à l'examen du cœur : Cœur considérablement hypertrophié. Pas de liquide dans le péricarde. Adhérences
lâches à la partie antérieure de l'artère pulmonaire qui présente
à ce niveau des néomembranes, point de départ des adhérences.
Taches laiteuses sur la partie antérieure du ventricule droit,
quelques points blancs sur le ventricule gauche. L'hypertrophie
paraît avoir lieu aux dépens des deux cœurs (hauteur du ventricule, 11 centimètres). L'orifice mitral est le siège de lésions con-

sidérables. La valvule présente un aspect boursoufflé irrégulière ment et une teinte blanchâtre avec épaississement notable; à la partie postérieure de l'orifice fibreux, une masse de consistance calcaire d'environ 5 centimètres d'étendue; cordages tendineux épaissis et plus courts qu'à l'état normal.

L'orifice aortique est sain: valvules sigmoïdes suffisantes; elles sont seulement un peu plus épaisses que d'habitude; quelques plaques d'athérome.

L'aorte a des dimensions à peu près normales sur sa face posté-rieure surtout; on rencontre de nombreuses plaques roses ou jaunes dont quelques-unes ulcérées. Il y en a jusque presque à la bifurcation de l'aorte.

Nous ne reproduisons pas les autres observations de M. Tripier. Elles sont, à quelques petits détails près, semblables à la précédente. L'observation XIV suffit très bien, comme on le voit, pour démontrer l'analogie qui rapproche du rythme couplé les arythmies régulières que l'on rencontre dans certains cas d'insuffisance mi-trale.

CHAPITRE IV

Avant d'entrer dans la discussion des diverses théories proposées pour expliquer le phénomène qui fait l'objet de cette étude, il importe de bien connaître sa nature, de bien se rendre compte de ce qui se passe dans le système circulatoire lors de sa production.

Tout d'abord on serait tenté de croire à un défaut de synergie entre les deux cœurs, expliquant le quadruple bruit entendu à l'auscultation. Mais, quoique un certain nombre de médecins aient admis cette contraction isolée d'un des ventricules, F. Frank a montré, en s'appuyant sur de nombreuses expériences, que cette opinion était fausse ; jamais il n'a observé le défaut de synchronisme entre les deux cœurs ; et d'ailleurs, dans le phénomène du rythme couplé, on ne saurait admettre qu'une systole du ventricule droit donnât naissance à une pulsation dans le système de la grande circulation.

On ne saurait voir là ni une irrégularité ni une intermittence. Ce n'est certainement pas une irrégularité, car le phénomène se produit d'une façon très régulière. Ce n'est pas une intermittence, parce qu'il n'y a pas entre les deux couples un espace de temps suffisant pour le battement qui serait supprimé.

Il faut donc, de toute évidence, admettre une double contraction des deux cœurs. Seule cette explication rend bien compte du quadruple bruit reconnu par l'auscultation.

Pour expliquer l'unique pulsation artérielle correspondant au couple de systoles, Cook émet trois théories. Dans la première, il suppose deux systoles ventriculaires se suivant d'assez près pour ne lancer dans le système artériel qu'une seule ondée sanguine. Mais quelles que rapprochées que soient deux systoles, elles doivent nécessairement donner lieu à deux jets de sang dans les artères : l'occlusion des valvules sigmoïdes, ne fût-elle qu'instantanée, suffit pour arrêter le passage du sang du cœur dans le système artériel et segmenter en deux ondes la quantité de sang fournie par cette systole dédoublée.

Dans la seconde hypothèse, l'auteur fait intervenir une action spasmodique des nerfs accélérateurs du cœur qui produirait une seconde systole immédiatement après la première, alors que le ventricule n'a pas encore reçu de sang. Outre que l'on ne s'explique guère cette systole d'un cœur vide, par quoi seraient alors produits les bruits de la seconde systole, puisque l'on admet que la cause des bruits du cœur est due presque uniquement au claquement des valvules qui se tendent pour empêcher le reflux du sang ?

La troisième hypothèse de Cook rendrait mieux
compte de l'unique pulsation artérielle correspondant
aux deux soulèvements précordiaux ; mais, de même que
la précédente, elle laisse complètement inexpliqué le
quadruple bruit entendu à l'auscultation. Voici comment
s'exprime l'auteur : « Alors se présente l'hypothèse que
probablement la systole cardiaque est associée à une
contraction aortique, l'excitation nerveuse qui a produit
l'une agissant aussi sur l'autre. Il faut supposer que les
fibres accélératrices se rendent à la fois au ventricule et
à l'aorte (mais ceci soulève la question de savoir si
l'aorte peut se contracter, ou bien si l'impulsion qu'elle
donne résulte d'une distension antérieure), et que cette
systole aortique qui suit si immédiatement la contraction
cardiaque a pour effet de doubler l'amplitude de l'ondée
sanguine. » Outre que cette contraction de l'aorte à son
origine est tout à fait contestable dans les conditions
physiologiques, cette hypothèse n'explique pas les quatre
bruits successifs que l'on entend à l'auscultation. D'autre
part, en admettant que cette contraction aortique donnât
lieu à un soulèvement de la paroi thoracique, ce soulèvement se verrait plus haut que celui de la pointe du
cœur, et non pas au même niveau, comme on le signale
dans les observations de Salter et de Cook lui-même.

En admettant, au contraire, deux révolutions cardiaques successives et très rapprochées, on se rend très bien
compte des quatre bruits successifs ; des deux chocs précordiaux couplés, on comprend aussi qu'une seule pulsation soit perçue à l'exploration du pouls radial, la première
systole seule étant assez forte pour produire cette pulsa--

tion, tandis que la seconde ne peut donner lieu dans les
artères qu'à une ondulation à peine sensible.

Mais pourquoi se produisent ces deux révolutions cardiaques accouplées? Comment expliquer la régularité de
ce rythme anormal?

Marey [1] cherche à expliquer des phénomènes analogues
qu'il avait observés dans le cours de ses expériences, en
faisant jouer un rôle prépondérant au changement de la
tension sanguine, soit dans le cœur, soit dans le système
artériel.

Étudiant la solidarité qui existe entre la pression ventriculaire et la pression aortique, cet auteur s'exprime
ainsi : « Toutes les fois que la pression *maximum* dans
le ventricule gauche n'atteint pas la valeur de la tension
aortique, la systole est inefficace et n'envoie pas de sang
dans les artères ; il faut, en effet, pour que le cœur
puisse chasser l'ondée dans l'aorte, que la pression intra-
cardiaque soit supérieure à celle de l'artère, et plus elle
la dépasse, plus la quantité de sang lancée est considérable.
Si elle la dépasse faiblement, l'obstacle sera vaincu, mais
l'onde ne donnera lieu qu'à un très léger soulèvement dans
le tracé carotidien ou radial; de là, une pulsation comme
avortée, correspondant à la systole cardiaque. »

L'auteur cite, comme exemple de systole faible par
suite d'insuffisance de la pression intra-cardiaque, le
résultat d'une expérience faite par lui sur un cheval. On
avait introduit dans le ventricule gauche de l'animal une
sonde un peu trop profondément engagée, et dont l'extré-
mité heurtant le fond du ventricule à chaque systole de
cet organe provoquait une excitation traumatique à la

[1] Marey. *Travaux du laboratoire*, 1876.

suite de laquelle une autre systole se produisait, préma-
turée et très faible. Or, ces systoles secondaires n'ame-
naient pas dans le ventricule une pression suffisante
pour vaincre celle du sang aortique qui chargeait les
valvules sigmoïdes; aussi ne pénétrait-il pas de sang dans
l'aorte, ainsi qu'on en peut juger par le tracé des pulsations aortiques recueilli en même temps que les varia-
tions de la pression ventriculaire (fig. 8.)

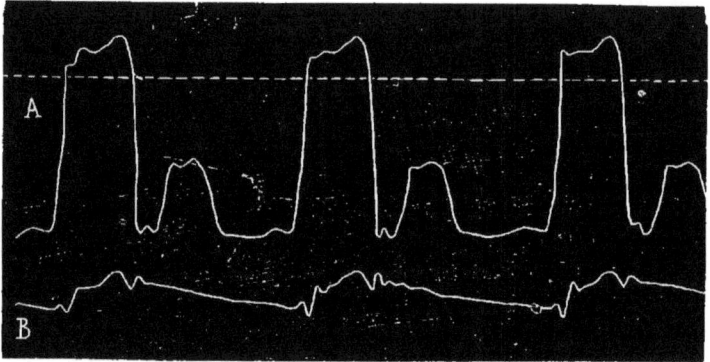

FIG. 14

a, Tracé des pulsations cardiaques ; — *b*, tracé du pouls.

Dans une autre expérience faite pour représenter le
schéma de la circulation, les systoles avortées étaient
dues à l'excès de la pression artérielle que ne pouvait
surmonter le ventricule parce que la valvule mitrale
cédait sous une pression trop énergique. « J'expérimen-
tais, dit l'auteur, sur le schéma de nouvelles valvules
que je venais de construire. La mitrale était un peu plus
courte que de coutume ; quoique bien hermétique, elle se
laissait déformer par des pressions trop fortes et permet-

tait alors le reflux du liquide. En imprimant au moteur
du schéma un mouvement régulier, je m'aperçus alors que
les pulsations étaient périodiquement irrégulières, ainsi
que cela se voit sur la figure 9. Examinant alors
les valvules, je constatai que la mitrale donnait
passage à un fort reflux de liquide à toutes les troisièmes
révolutions du cœur ; à l'auscultation, on entendait un
souffle très intense au moment où se traduisait l'avortement d'une pulsation. Je voulus alors voir ce qui se
passait du côté de la pulsation cardiaque, et je recueillis,
sur un axe rapide, en même temps que le tracé du pouls
carotidien, celui de la pulsation cardiaque du schéma.
Le tracé que j'obtins (fig. 10) présente du côté de la
pulsation cardiaque un avortement analogue à celui qui
existe du côté du pouls carotidien. » Et il était tout
naturel, ajoute Marey, que le retour des systoles avortées
fût régulier, car chaque pulsation forte crée dans les
artères une pression graduellement croissante. A un
moment donné, toujours le même, cette pression artérielle
l'emporte sur la résistance de la valvule mitrale, l'ondée
sanguine, au lieu de s'engager dans l'aorte, reflue dans
l'oreillette.

Ces expériences de Marey et les conclusions qu'il en
tire peuvent bien rendre compte du mécanisme de certaines modifications du pouls se rapprochant du rythme
couplé ; on comprend très bien, par exemple, que dans
les insuffisances mitrales on ait des systoles faibles suivant de très près des systoles fortes, et que même, dans
certains cas, le phénomène se produise d'une façon régulière ; mais comment l'expliquer alors dans les cas où les
valvules sont parfaitement saines et suffisantes, et où l'on

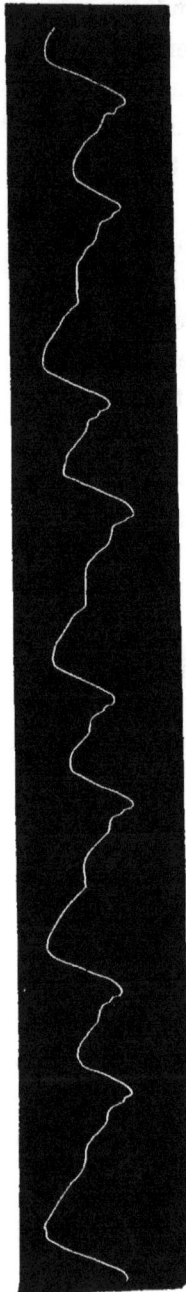

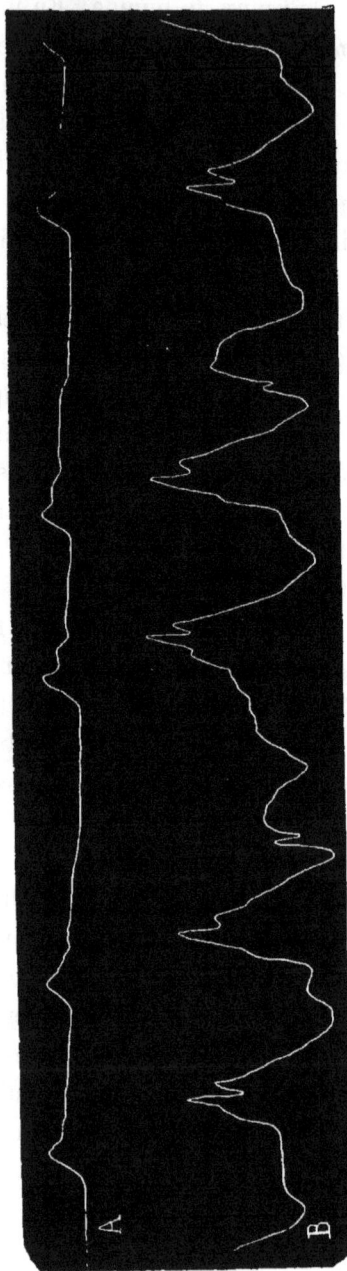

Fig. 15

Fig. 16

a, Pulsations radicales ; — b, pulsations cardiaques.

peut s'assurer par un examen attentif, par une étude rai-
sonnée du malade que ce n'est pas à ce reflux ou à l'insuffisance de l'impulsion cardiaque par rapport à la
pression artérielle qu'est due la production d'une systole
avortée ? Comment expliquer cette arythmie régulière
toute spéciale, alternant quelquefois avec d'autres arythmies non moins caractérisées et dont ne rend pas
davantage compte l'état anatomique du cœur ? Il faut de
toute évidence en chercher les raisons dans une modification des organes qui président au rythme du cœur ;
seule la perversion d'activité de ces organes peut nous
rendre compte de la variété que l'on rencontre dans la
plupart des irrégularités des battements cardiaques.

Nous ne voulons pas passer en revue les diverses théories édifiées pour expliquer la régularité du rythme cardiaque. Nous laisserons de côté la théorie de Haller et les
nombreuses modifications qu'elle a subies, théorie d'après
laquelle le sang serait le seul *stimulus* de la fibre cardiaque, l'afflux périodique du sang dans les cavités suf-
firait pour expliquer le retour périodique de la systole et
de la diastole ; ou bien encore le rythme alternatif serait
produit par l'occlusion des valvules sigmoïdes à chaque
systole (Brucke, Lannelongue [1]).

Il suffit pour rejeter la théorie hallérienne de savoir
que le cœur, séparé du reste du corps, ne recevant plus
de sang, continue à battre pendant quelque temps en con-
servant un rythme régulier.

_____

[1] M. Rebatel oppose à cette dernière hypothèse que le cœur, comme tous les
autres organes, reçoit du sang au moment de la systole. Rebatel, *Recherches
sur la pression et la vitesse du sang dans les coronaires du cheval.*
Lyon, 1873.

D'après les idées actuellement admises en physiologie,
c'est aux ganglions nerveux contenus dans son tissu que
le cœur doit la régularité de son rythme (Remack,
Ludwig, Bidder, Wolf, etc.); le ganglion de Ludwig pré-
sidant à la coordination de l'ensemble des mouvements du
cœur, tandis que le ganglion de Bidder provoquerait les
mouvements des oreillettes et celui de Remack les mouvements des ventricules.

Ce n'est pas à dire pour cela que ces petits centres nerveux intra-cardiaques soient indépendants du grand
centre cérébro-spinal, et qu'on doive les considérer comme
la source qui, à l'état physiologique, entretient à elle
seule les mouvements du cœur. Ces ganglions emprun-
tent assurément aux centres nerveux un principe d'action
qu'ils ont le pouvoir de dépenser d'une manière lente,
pendant un temps plus ou moins long. C'est donc dans
leurs connexions avec les nerfs extra-cardiaques et par
ceux-ci avec les centres nerveux qu'il faut chercher l'explication de la régularité du rythme cardiaque.

Il résulte des recherches de la physiologie moderne,
que le cœur reçoit son innervation de deux sources différentes : de la moelle par le grand sympathique, du bulbe
par le pneumo-gastrique.

Nous ne rappellerons pas les diverses expériences desti-
nées à prouver l'action sur le cœur des nerfs de ces deux
sortes d'origine; il nous suffit de savoir que le bulbe
exerce une action modératrice par l'intermédiaire du
pneumogastrique, tandis que la moelle peut produire
l'accélération des battements cardiaques, directement par
les filets appelés *nerfs accélérateurs* que le sympathique
fournit au plexus cardiaque, indirectement par l'intermé-

diaire d'une variation préalable dans les· vaisseaux péri-
phériques sous l'influence des filets vaso-moteurs du grand
sympathique.

Ces quelques notions sur l'innervation du cœur et la
cause de son rythme étaient indispensables à rappeler pour
étudier la cause de l'arythmie qui nous occupe. Nous
pourrons chercher maintenant sous quelle influence les

[1] Une théorie récente, dont Ranvier est le promoteur, tendrait à expliquer
par une propriété du muscle cardiaque lui-même la régularité du rythme du
cœur. Elle a été développée par l'illustre professeur dans son cours au collège
de France; on la trouve reproduite dans ses leçons sur l'*Anatomie générale*,
à l'article consacré au tissu musculaire. Paris, 1880.

Expérimentant sur des grenouilles, Ranvier a montré que des excitations
électriques à courant interrompu, produisaient sur des parcelles du myocarde
des contractions rythmiques. On pourrait croire que ces contractions rythmiques se produisent au moment de l'ouverture ou de l'interruption du courant,
mais l'auteur démontre nettement que le nombre des contractions n'est pas en
rapport avec celui des interruptions du courant et que c'est bien une fonction
propre du muscle que l'électricité met en jeu. Les tracés que l'on obtient en
recueillant par un enregistreur l'effet de ces contractions ont la netteté et la
régularité des battements cardiaques normaux.

Ranvier a, de plus, démontré par des expériences analogues que ces contractions rythmiques ne sont pas spéciales au muscle cardiaque. Il a obtenu
les mêmes résultats en opérant sur les muscles gastrocnémiens des grenouilles
et il conclut que c'est une propriété générale du tissu musculaire strié. Toutefois, dans les mouvements rythmiques obtenus sur les muscles autres que le
cœur, les oscillations étaient moins régulières et présentaient une ampleur
variable.

Ce ne serait donc pas aux ganglions intra-cardiaques, mais bien au myocarde qu'appartiendrait le rôle de produire les battements rythmiques du
cœur.

Quoi qu'il en soit, cette théorie encore bien nouvelle, mais qui a pour la sou-
tenir les expériences fort bien faites et l'autorité d'un grand nom, n'infirme
en rien l'explication du rythme couplé que nous proposons dans ce chapitre.
Pour obtenir des battements rythmiques par l'action des fibres du myocarde,
Ranvier a dû exciter le tissu musculaire par l'électricité. Dans la fonction
physiologique, qu'est-ce qui remplace l'électricité employée par Ranvier, sinon
le système nerveux du cœur, ses ganglions propres et les nerfs qui rattachent
ces derniers au centre cérébro-spinal? Dès lors, l'explication de l'arythmie
reste la même. Elle se produira lorsque l'action nerveuse qui agit sur les fibres
myocardes sera pervertie.

ganglions intra-cardiaques doivent produire un rythme ressemblant au rythme couplé.

Deux expériences de M. Arloing et l'observation de M. Lannois exposée dans le chapitre précédent nous font croire que c'est à une modification dans l'action des pneumo-gastriques qu'est dû le rythme couplé.

Voici, textuellement reproduites, les expériences de M. Arloing et les réflexions qui les accompagnent. « Dans l'une de nos expériences, nous avons observé un fait inté- ressant. Aussitôt après l'introduction de la sonde cardio- graphique dans les cavités droites, le cœur était ataxique ; il présentait des intermittences séparées par une forte systole et une série de petites systoles avortées. Cet état persistait, bien que nous eussions pris soin de retirer légè- rement la sonde et de l'empêcher de butter contre le ven- tricule.

« Nous injectons une première dose de chloral (7 gr.) : le cœur se régularise un peu, les systoles sont à peu près également espacées, leur force presque identique. Nous injectons une seconde dose : le cœur s'accélère et devient absolument régulier comme rythme et comme force.

Ce résultat nous conduit à parler d'une observation analogue que nous avons faite dans une autre circons- tance.

Un cheval, sur lequel nous voulions démontrer, à l'aide d'un tracé, l'influence de la section et de l'excitation des pneumogastriques, reçoit la sonde cardiographique dans le cœur droit.

L'animal est debout et très calme, son cœur est inter- mittent.

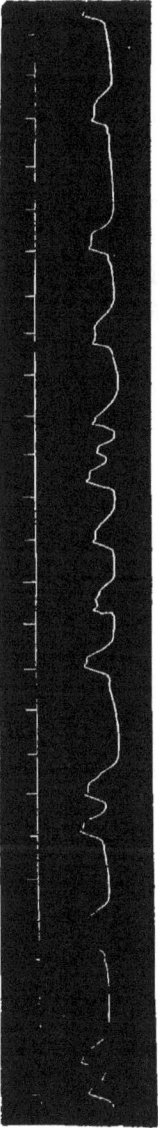

Fig. 17

Pulsations cardiaques irrégulières avant l'injection de chloral.

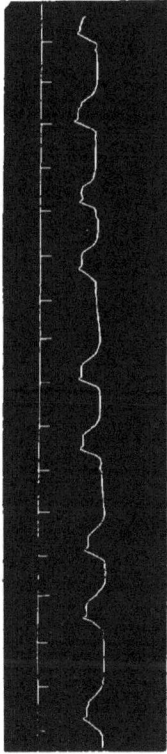

Fig. 18

Pulsations cardiaques après une première injection de chloral.

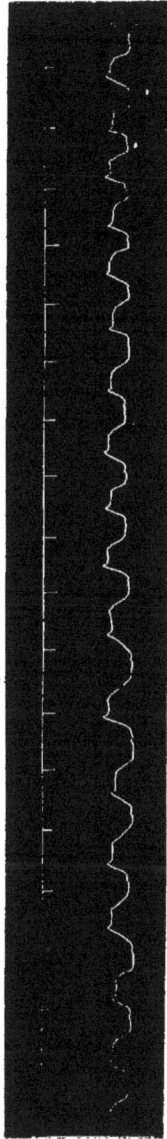

Fig. 19

Pulsations cardiaques après une seconde injection de chloral.

Après une longue pause, on observe deux ou trois systoles, puis une longue pause, et ainsi de suite. On coupe le pneumo-gastrique droit : le cœur commence à se régulariser et la pause à diminuer de longueur ; on sectionne le pneumogastrique gauche : aussitôt le cœur se précipite et acquiert un rythme régulier.

La régularisation du cœur par le chloral est un phénomène que M. Troquart a déjà signalé dans sa thèse mais qu'il a, de son aveu, vainement cherché à expliquer. Nous essaierons d'en donner une interprétation.

Le fait que nous avons observé pendant la chloralisation serait difficile à expliquer s'il était isolé. Mais en le rapprochant du second, on en saisit la cause prochaine. Nous avons fait disparaître l'intermittence dans un cas, par des injections de chloral ; dans l'autre cas, par la section des nerfs vagues. Il est naturel de conclure que le chloral a agi comme la section des pneumogastriques, c'est-à-dire qu'il a déterminé la paralysie des nerfs modérateurs du cœur. »

Dans l'observation de M. Lannois, les pneumogastriques étaient comprimés par les ganglions lymphatiques hypertrophiés du médiastin.

Cette compression amenait une modification dans l'activité fonctionnelle des nerfs, modification traduite par le rythme couplé.

Lorsqu'on examine avec soin les tracés où le rythme couplé est bien net, on reconnaît très bien l'action frénatrice des pneumogastriques.

L'activité de ces nerfs, surexcitée par des causes variables selon les cas, se traduit par un ralentissement du nombre des systoles normales ; aussi a-t-on

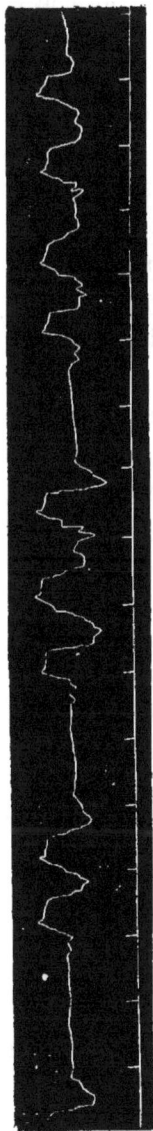

Fig. 20

Pulsations cardiaques avant la section des pneumogastriques.

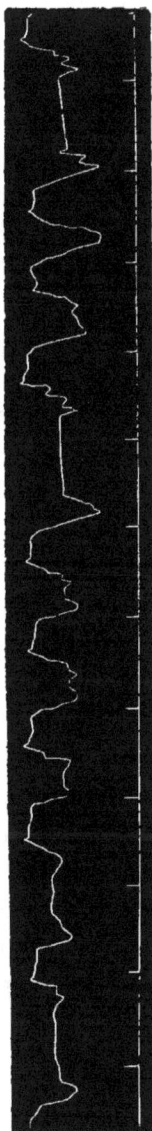

Fig. 21

Pulsations cardiaques après la section d'un des pneumogastriques (le droit).

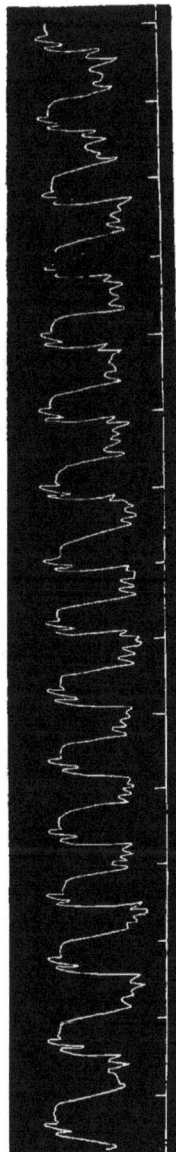

Fig. 22

Pulsations cardiaques après la section des deux pneumogastriques.

noté, dans les observations, que le pouls passait tout à
coup de 80 à 40, par exemple; mais cette action du
pneumogastrique n'est pas assez accusée pour l'emporter
sur le rythme premier du cœur ; celui-ci, qui tend toujours à opérer la même quantité de travail, fournit une
seconde systole comme avortée, celle que nous ne retrou-
vons pas à l'examen digital, mais que reconnait le sphygmographe. (Le cas est très net, dans l'observation X
surtout.)

Dans les cas, au contraire, où le nombre de pulsations
ne peut pas laisser admettre un ralentissement relatif,
comme chez la malade L. G., où le pouls était souvent
de 106 par minute, on pourrait croire que ce n'est pas
l'action des pneumogastriques, mais celle des nerfs accélérateurs du cœur qui est en jeu.

En effet, que l'on suppose une excitation de ces nerfs,
il se produira une accélération du nombre normal des
battements; que cette accélération soit très faible, elle
ne l'emporte que de très peu sur les forces qui règlent
le rythme du cœur; celui-ci voulant revenir à sa
quantité normale de travail, ne subit qu'une partie
de l'influence des nerfs accélérateurs, de là ces demi-
systoles observées à l'auscultation et reconnues sur
le tracé.

Mais cette intervention des nerfs accélérateurs, admissible hypothétiquement, n'est justifiée par aucune expérience, non plus que par aucune observation pathologique.

Du reste, cette accélération peut très bien se produire sous l'influence des nerfs vagues, et rentrer, par
conséquent, dans la théorie que nous avons proposée et

qui a pour elle d'irréfutables arguments. Seulement dans ces cas d'accélération du rythme, ce ne serait plus une hypéraction des pneumogastriques, mais bien une diminution dans leur activité qui interviendrait.

Qu'on suppose une certaine mesure de paralysie de ces nerfs, produite d'une façon quelconque, on remarquera de l'accélération des battements du cœur; seulement si la diminution d'activité n'est que très peu sensible, elle laissera voir, à des moments donnés, l'action physiologique du nerf, il y aura à ces moments une action frénatrice, et au lieu d'une accélération par systoles normales, cette perversion incomplète de l'action des nerfs vagues, se traduira par un mélange régulier de systoles complètes et de systoles à peine ébauchées.

Peut-être des lésions des ganglions intra-cardiaques eux-mêmes, ou une irritation de voisinage due à un changement pathologique du tissu cardiaque, pourraient-elles produire des arythmies caractérisées soit par le rythme couplé, soit par des irrégularités du même genre dans l'action du cœur, mais nous n'avons trouvé ni observations ni expériences à ce sujet.

Ainsi, c'est dans une modification dans l'activité fonctionnelle ders nerfs vagues influençant l'action des ganglions nerveux intra-cardiaques que réside la cause du rythme couplé et des arythmies qui lui sont analogues.

Cette conclusion ressort tout naturellement des expériences de M. Arloing et de l'observation de M. Lannois; dans les trois cas, les pneumogastriques étaient bien nettement en cause.

Cette opinion est encore corroborée par la ressem-

blance du rythme couplé avec les symptômes observés
lors de l'administration de certaines doses de digitale
(pouls bigéminé, irrégularités, etc.) et tout le monde
admet aujourd'hui la part importante qu'ont les pneumogastriques dans ces effets de la digitale (Traübe, Lorain,
Dubourg, Chauveau, Kaufmann).

Pour les cas où les pneumogastriques sont moins nettement en jeu, comme dans l'observation VII, chez la jeune
fille chlorotique sujette à des troubles nerveux divers,
comme chez les femmes récemment accouchées, signalés
par Lorain, et dont les pertes de sang considérables,
devaient avoir forcément un retentissement sur toute
l'économie, pour ces cas il est tout naturel d'admettre que
les pneumogastriques eux aussi prennent part aux modifications observées dans le reste de l'économie, et que
leur action peut alors se traduire d'une façon particulière,
par la production de l'arythmie que nous venons d'étudier,
par le rythme couplé.

Dans un autre genre de faits enfin, alors que l'économie
paraît moins soumise à une modification générale, dans
l'insuffisance mitrale et les autres lésions du cœur, il peut
se produire certaines arythmies particulières dont les
unes seront explicables par des causes mécaniques,
comme dans les cas cités par Marey ; tandis que pour les
autres, la théorie nerveuse que nous venons de développer
sera parfaitement admissible, soit qu'à la suite de ces
lésions valvulaires il y ait un désordre peu marqué, mais
suffisant dans l'irrigation sanguine du système nerveux,
d'où réaction sur l'innervation du cœur et arythmie spéciale ; soit que, comme le suppose Dubourg, le reflux
sanguin qui s'opère alors à chaque instant dans les cavités

puisse exciter directement l'appareil ganglionnaire du
cœur et amener par là une modification fonctionnelle de
ces ganglions.

Telle est la théorie à laquelle nous a conduit une étude
attentive du phénomène décrit par Salter et par Cook et
que nous avons nous-même observé.

Cette théorie s'appuie sur les données physiologiques
actuellement admises ; elle nous paraît la seule explication possible du rythme couplé et des modifications
du cœur qui lui sont analogues.

CHAPITRE V

CONCLUSIONS

1° Il existe une modification spéciale du rythme cardiaque caractérisée à l'auscultation par un quadruple claquement successif suivi d'une longue pause, et, à l'examen du pouls radial, par une seule pulsation.

Ce rythme se fait, en outre, remarquer par la brusquerie de son apparition et de sa disparition, et par son alternance avec d'autres arythmies.

2° Il est produit par la succession très rapprochée de deux systoles suivies d'une longue pause, d'où son nom de *rythme couplé*. La première des systoles est de force normale, tandis que la seconde est comme avortée et ne se traduit que par un très léger soulèvement des parois artérielles.

3° On a observé une variété de ce phénomène qui consiste

en ce que la première systole du couple est la plus faible, la seconde seule donnant alors au niveau de l'artère radiale la sensation du pouls. On peut donner à cette variété le nom de *rythme couplé alternant.*

4° Le rythme couplé diffère du pouls bigéminé en ce que dans celui-ci l'explorateur qui examine le pouls perçoit deux soulèvements se suivant de très près et correspondant à deux systoles, tandis que dans le rythme couplé l'observateur ne reconnaît au pouls qu'un seul soulèvement pour les deux révolutions cardiaques que lui révèle l'auscultation. De plus, le pouls bigéminé n'a été observé presque uniquement que chez des malades soumis pendant un temps assez long à l'usage de la digitale, tandis que le rythme couplé a été noté en dehors de toute intervention thérapeutique.

5° Le rythme couplé s'est montré dans des cas très divers : chlorose, anémie par pertes de sang, lésions valvulaires du cœur, compressions des pneumogastriques, ésions bulbaires (?) vieillesse, etc.; tantôt il a été suivi de guérison, tantôt il a précédé une issue fatale.

6° Il résulte de cette variété dans les coïncidences de son apparition et dans les suites des affections où il s'est montré que sa constatation n'a pas de valeur spéciale au point de vue du pronostic.

7° On ne peut pas expliquer, d'une façon générale, sa production par des causes mécaniques, ainsi que le fait Marey pour des phénomènes analogues.

8° Il résulte des expériences de M. Arloing et d'une observation de M. Lannois qu'il est dû à une modification fonctionnelle des nerfs pneumogastriques et des ganglions nerveux intra-cardiaques.

9° Cette modification nerveuse est aussi la meilleure explication d'un bon nombre d'autres irrégularités du rythme cardiaque dont l'état anatomique du cœur ne peut pas rendre compte.

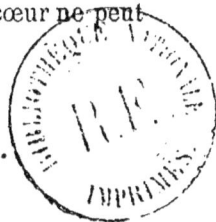

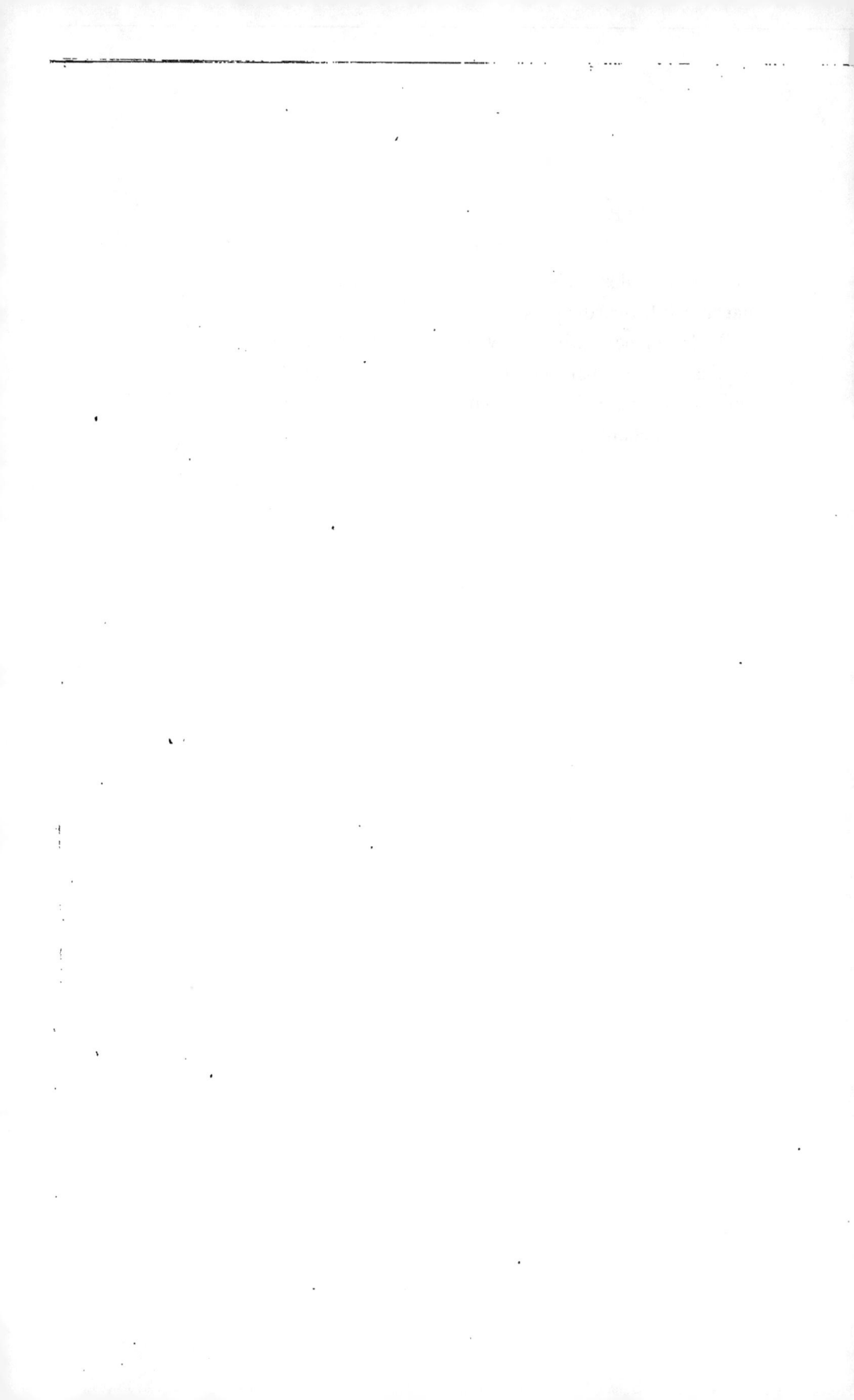

TABLE DES MATIÈRES

LYON. — IMP. PITRAT AINÉ, RUE GENTIL, 4.